U0221526

当抗抑郁药
不起作用时

When
Antidepressants
Aren't Enough

Harnessing the Power of
Mindfulness to
Alleviate Depression

—

抑郁症的正念心理疗法

[美] 斯图亚特·杰·艾森德拉斯 | 著

宋文强 | 译

中国工人出版社

图书在版编目（CIP）数据

当抗抑郁药不起作用时：抑郁症的正念心理疗法 /
（美）斯图亚特·杰·艾森德拉斯著；宋文强译.—北京：中国工人出版社，2021.11
书名原文：
When Antidepressants Aren't Enough：Harnessing the Power of Mindfulness to Alleviate Depression
ISBN 978-7-5008-7759-2

Ⅰ.①当… Ⅱ.①斯… ②宋… Ⅲ.①抑郁症—精神疗法 Ⅳ.①R749.405

中国版本图书馆CIP数据核字（2021）第218199号

著作权合同登记号　图字：01-2020-3571

When Antidepressants Aren't Enough：
Harnessing the Power of Mindfulness to Alleviate Depression
by Stuart J. Eisendrath, MD Copyright © 2019 by Stuart J. Eisendrath, MD
First published in the United States of America by New World Library.
All rights reserved
Simplified Chinese Edition Copyright © 2022 by China Worker Publishing House
Published by arrangement with New World Library.
Through CA-LINK International LLC (www.ca-link.com)

当抗抑郁药不起作用时：抑郁症的正念心理疗法

出 版 人	王娇萍	
责任编辑	周小彦	
责任印制	黄　丽	
出版发行	中国工人出版社	
地　　址	北京市东城区鼓楼外大街45号　邮编：100120	
网　　址	http://www.wp-china.com	
电　　话	（010）62005043（总编室）　62005039（印制管理中心）	
	（010）62379038（社科文艺分社）	
发行热线	（010）82029051　62383056	
经　　销	各地书店	
印　　刷	天津中印联印务有限公司	
开　　本	880毫米×1230毫米　1/32	
印　　张	8.25	
字　　数	120千字	
版　　次	2022年1月第1版　2024年4月第2次印刷	
定　　价	48.00元	

本书如有破损、缺页、装订错误，请与本社印制管理中心联系更换
版权所有　侵权必究

本书谨献给我的妻子和家人，在整个写作过程中，他们给予了我非常宝贵的爱和支持。

——斯图亚特·杰·艾森德拉斯

抑郁症的正念疗法

谈到抑郁症的治疗，我们生活在一个有趣的时代。人们对寻找能够改善抗抑郁药疗效的辅助药物有着广泛的兴趣。一方面，人们越来越多地考虑改变通常不用于治疗心理疾病的药物的用途，并研究这些药物对抑郁症的影响。近期，一种全身麻醉剂获批用于治疗难治性抑郁症。另一方面，部分行业越来越愿意使用微剂量精神活性药物，以稳定患者情绪。

这两种趋势表明，治疗心理疾病必须考虑到急性症状学、护理后持续存在的残余症状及复发风险。这已得到抑郁症病程的纵向研究证实，也是保健服务提供者需要承担的任务，更是斯图亚特·杰·艾森德拉斯撰写本书的原因。

斯图亚特在他杰出的职业生涯的大部分时间里都工作在抑郁症护理一线，目睹了无数抑郁症疗法的优点和局限性。

对于大多数抑郁症患者来说，无法通过单一方法来有效治疗抑郁症。更确切地说，有效护理需要包括排定干预措施的优先顺序，以允许患者受益于多种治疗手段。

正念认知疗法是一种具有强有力的证据基础的方法，能帮助患者在急性治疗后消除残余症状或在康复后预防复发。正念认知疗法非常适合在抑郁症的药物治疗或心理治疗后以有序方式使用，或者作为辅助护理形式来补充已实施的疗法，或者作为初步治疗结束后的下一步。

本书作者是正念认知疗法的早期采用者，正如马克·威廉姆斯、约翰·蒂斯代尔和我一样，他走出自己的学术领域界限，总结出一套特殊技能，为正念认知疗法的有效教学奠定了基础，即开发个人正念练习、熟悉正念运动以及掌握对正在展开的正念过程的探究。对于我们之中许多在正念认知疗法之前便熟悉认知行为疗法原理的人（包括斯图亚特）来说，这有时意味着从正念导师的角度，而不是从心理治疗师的角度，来面对小组成员。斯图亚特在美国加州大学旧金山分校做出的开创性工作，帮助正念认知疗法进入常规抑郁症护理实践中，并将正念认知疗法引入一系列研究，旨在检验正念认知疗法的临床疗效。

本书精心构思，简单易懂，为读者厘清了正念认知疗法背后临床智慧的清晰思路，并介绍了正念认知疗法对抗延续和助长抑郁症意识状态的特殊能力。

关于如何抓住这种方法的本质，本书介绍了科学、实用的概念观点，读者可在日常生活中实践运用。本书从一开始便将重点放在学习如何发展与抑郁症的"不同关系"，而不是期待正念认知疗法使抑郁症状完全消失。这不是在向读者说教，而是在整本书中用实例来说明这种"不同关系"是什么样的，这种关系与过往那种回避和麻木模式有什么不同，以及意愿和体谅等短暂瞬间如何带来这种关系的具体体验。同时，"将想法只当作想法而非事实来进行观察"，并向读者提供小品文、诗歌隐喻和自我引导练习，鼓励读者具体理解这些内容实际上意味着什么。

　　为读者介绍贯穿全书的正式和非正式的正念练习时，读者会认识到这两项要素作为练习的核心部分，应更好地将其融入自己的生活中。事实上，本书的最后一章阐述了这一点。最后一章在时刻保持练习和与抑郁症良好相处之间建立了关联。最后的说明完美地抓住了正念认知疗法背后的意图，即将正念冥想练习视为爱与肯定行为，而不是简单作为一种疗法，以此来引导人们做出明智且有意识的自我护理选择。本书为支持抑郁症的正念疗法，发出了强有力的声音。

　　　　　　　　　　　　——哲学博士津德尔·西格尔

　　　　　　　　　　　《小心趟过抑郁之河》合著者之一

当抗抑郁药不起作用时

如果你患有抑郁症或曾经患过抑郁症，我想让你知道，你经历了一种非常普遍的人类体验。据世界卫生组织估计，在任何一个时间点，全世界有超过一亿人患有抑郁症。

你可能并非第一次涉足抑郁症治疗，或者你从来没有尝试过寻求帮助，因为抑郁症本身会让你对缓解抑郁症的可能性抱有悲观想法。虽然抑郁症有多种治疗方法，但最常见的是服用抗抑郁药。事实上，超过六分之一的美国人服用的心理疾患药物中，绝大部分是抗抑郁药。也许你目前正在服用药物，但这种药物可能没有充分发挥作用，你仍然感到情绪低落。

　　无论这是你第几次涉足抑郁症治疗，也无论你是否尝试过或正在服用抗抑郁药，你都可以通过阅读本书了解有关抑郁症的新观点及应对方法。从我的临床和个人经验来看，如果你尝试过抗抑郁药治疗，但未能完全康复，那么本书提供的技巧特别适合你。

　　残余症状是抑郁症普遍具有的，并不罕见。本书提供的技巧可以与药物结合，也可以单独使用。类似于其他抑郁症干预措施，如果你在练习这些技巧时发现症状恶化，那么你应停下来和心理健康专家交谈，但根据我的经验，极少发生这种情况。在练习前或练习过程中感到有自杀倾向时，也应与心理健康专家或初级护理医师交谈。

　　过去二十年间，作为研究员兼临床医生，我一直站在使用正念认知疗法治疗抑郁症的第一线。我创建了美国加州大学旧金山分校医疗中心的抑郁症中心，并担任该中心的主任多年。我自己的研究和许多其他人的工作都表明，正念认知疗法对抑郁症状有明显的改善作用，即使是一些症状严重的抑郁症患者。正念认知疗法将正念冥想与认知疗法中的某些关键概念融合在一起，即我们无须回到童年四处挖掘、寻找苦恼根源；我们可以选择改变与苦恼的关系。

许多抑郁症治疗方法都试图抑制症状，但通常很难实现。例如，某些传统认知疗法技巧专注于用更积极的想法来取代消极的想法。本书提出的方法则不一样：本书旨在改变你与抑郁症之间的关系，而不是专注于减少抑郁症状。

这意味着认识到所有抑郁症状，并选择接受，即接受抑郁症状并努力减少其带来的影响。

对抗症状通常会加重抑郁症。换言之，我们会从感到沮丧变得更加沮丧。

接受不等于顺从，顺从会带来持续的痛苦，但接受可打开改变之门。著名的精神病学家卡尔·罗杰斯曾说过："奇怪又矛盾的现象是，在接受自己本身后，我会有所改变。"你们中的许多人都很熟悉酗酒者，他们在接受问题后才开始解决问题。接受不是屈服，而是承认存在的事实，然后决定如何处理这种情况。

患有抑郁症时，问题可能更加复杂。例如，许多人抵制他们的疾病极有可能会复发的想法。患者会措手不及，将每次复发视为个人失败或灾难，而不是承认这种可能性并制订症状复发时的行动计划。

你能否想象糖尿病患者在每次病情恶化后都感到惊讶？那是因为他们否认疾病的存在。我认为情绪障碍也是如此。这种障碍本身可能永远不会被治愈，但承认患有疾病，反而有助于熟练应对疾病，并体验生活所能提供的真正的快乐。

抵制整个人的压抑经历只会增加痛苦。人们可能会说"我患上抑郁症，这太可怕了"或者"这意味着我是一个软弱的人"或者"我永远也不会康复"。我将所有这些陈述都视为拒绝接受抑郁症带来的痛苦。

这些消极的自我陈述放大了抑郁状态的影响，这本身已经够糟糕了。当然，接受抑郁症带来的痛苦并不能消除这种痛苦。接受抑郁症可以减少反抗，这种做法本身可以减少痛苦，并巧妙地做出反应。我们将在整本书中更深入地讨论这些问题。

我的目标是帮助你预防抑郁发作，或者针对抗抑郁药治疗或其他干预措施无法充分发挥作用的抑郁发作开展治疗。我会帮你改变你与抑郁症之间的关系，这样你才能过上更满意、幸福的生活。你将会学到一些简单易行的冥想方法，即使你以前从未冥想过，也可以马上开始使用。正念冥想有助于建立正念技能，让你改变与抑郁症之间的关系。我将解释什么是正念（简而言之，正念是对当下时刻的有意意识，但对那个时刻无任何判断或批评）以及正念如何帮助你改变你与抑郁症之间的关系。正念冥想是在 2500 年前作为一种佛教修行发展起来的，近年来的广泛应用拓宽了正念冥想的临床使用范围。正如我们看到的那样，正念练习可以非常有效地帮助你摆脱抑郁症。

我如何参与抑郁症的正念认知疗法

因为种种原因，我长期热衷于寻找治疗抑郁症的有效方法。除创立并指导加州大学旧金山分校抑郁症中心多年外，我还是全国抑郁症中心网络的创始董事之一，该网络的任务是在全国范围内开发治疗抑郁症的有效方法。

在我任职期间，加州大学旧金山分校抑郁症中心负责实施数千名患者的治疗计划。这些患者对初级护理医师最初给予的抗抑郁药治疗没有反应，因此经常会转诊。

我在开始熟悉正念认知疗法时，这种疗法只被用于防止抑郁症"完全康复"的患者复发。当我试图把正念认知疗法引入我们的体系时，我发现几乎没有真正完全康复的患者。然后，我和同事莫拉·麦克兰开始修改最初的疗法，以便适合不一定完全康复且正在寻找可以独立使用的工具而无须依赖治疗师一直治疗的患者。

我们将接受与承诺疗法中与正念认知疗法有相似之

处的一些教学要点融入我们的干预中，正如你将在后面的章节中所看到的那样。我们还改良了最初为防止完全康复的患者的抑郁症复发而开发的正念认知疗法。为适合目前患有抑郁症的患者，我们改良了正念认知疗法。我们发现，患者经常寻求干预，以便替代进一步药物治疗。改良后的正念认知疗法可以提供一套技能，让患者有能力应对疾病。

另一个促使我对基于正念的技巧感兴趣的因素是我自己的抑郁症经历。对我来说，抗抑郁药治疗偶尔会有所帮助，但效果有限。在我的职业生涯早期，我也进入了精神分析领域，这是当时流行的治疗方式。我在患有抑郁症时出现了很多罪恶的想法。我认为很多事情是我的错，包括现实中与我无关的问题。我的精神分析学家觉得我要么想犯罪，要么曾经犯下某些童年罪行，以此来解释我的罪恶感和想法。我在沙发上花了相当长的时间探索各种可能的犯罪来解释我的罪恶感。精神分析学家接受了罪恶的想法和感觉，如同这些想法和感觉是过去真实或想象犯罪的证据一样。这也是我倾向于相信的常见误区。我的探索是一次有趣的练习，但对帮助我应对抑郁症并没有什么实际价值。

离开精神分析领域后，我开始更多地思考抑郁症及其相关现象，特别是当我意识到罪恶感（通常被称为病理性罪恶感，因为会不时地产生这种感觉）是抑郁症的一种症状。学会正念冥想（这是一种冥想形式，目标是让我们有能力从观察者的角度来看待自己，放下判断和自我批评，看到什么才是真正的自己）以后，我能够在我的意识中看到充满罪恶感的想法出现。我发现，如果我不重视这些想法，而只是观察，那么这些想法便会从我的意识中消失。

正念让我更恰当地应对想法，而不是做出反应。罪恶的想法只是想法，并非某些不正当行为的证据。事实上，这是抑郁症的常见表现。精神分析学家却将我的想法误认为事实。

这种理解导致了我的态度发生重大转变。这并不是说罪恶的想法完全停止了，而是这种想法的意义和影响发生了戏剧性的变化。正如我们将在本书后面所揭示的那样，想法（甚至是我们坚信的想法）仅仅是暂时的心理事件，而不是字面上理解的事实。

我的抑郁症经历让我开始寻找减轻压力的方法。我听说过一门基于正念的减压课程，这门课程是在为期八周的计划中教授正念。我报名参加了这门课程，发现这对我很有帮助。这门课程不仅有助于降低我的压力水平，还为我提供让我开始脱离想法和感觉的方法。我现在天天练习正念冥想。

正念认知疗法自 2002 年开发出来时便很快吸引了我的注意力，它将我的个人经历与更正式的治疗方法相结合。这反过来又让我在我们的抑郁症中心引入了这种模式。

抑郁症伴随一系列症状，包括情绪低落、罪恶感和无价值感、睡眠和食欲改变、失去快乐、注意力低下、精力下降，有时还会出现轻生的想法。这与自我批判的沉思有关。这种想法是试图解决无法解决的问题，例如，逆转过去发生的消极事件。沉思思考是抑郁症的重要驱动因素。

如果你感到沮丧，那么消极事件往往会对你产生更大的影响。你对这件事的看法比现实中更加消极。这往往会刺激抑郁感，进而导致出现更多消极的抑郁想法。这为抑郁症的发作奠定了基础。事实上，一个人的抑郁症发作得越频繁，这种循环就越有可能会发生。

正念认知疗法可以中断这种循环。研究表明，正念认知疗法可以降低抑郁症的复发率，且在这方面与抗抑郁药一样有效。它帮助你将抑郁想法仅仅看作想法，而不是事实，因此削弱了这些想法对情绪产生进一步变化的影响。

正念认知疗法还通过减少经验性回避来帮助预防抑郁症复发。这是什么意思呢？抑郁症发生时，想要避免是件很自然的事。谁想患上抑郁症呢？遗憾的是，试图避免抑郁症（如服用抗抑郁药）往往只在短期内起作用。

正念认知疗法提倡接受，而不是顺从或放弃，这实际上有助于减轻痛苦。

接受包括注意你身体的哪个部位有抑郁感。颈部或胸部是否不舒服？太阳穴处是否作痛？身体其他部位是否还有变化？你在注意到这些变化后便可以开始接受过程。然后，你可以对着身体有抑郁感的部位说"没关系"，并允许这种感觉出现。

正念认知疗法还会通过改变你对抑郁症的消极看法来帮助你接受抑郁症。这意味着你看到自己正遭受抑郁症之苦，如同你看到别人正遭受痛苦一样。你可以看到痛苦正在发生，并表现出同情和怜悯。这种疗法起作用的原因是接受技巧与激活左背外侧前额叶皮层有关，这种激活与情绪恢复正常有关。

我们在加州大学旧金山分校抑郁症中心引入改良版正念认知疗法后不久便开始研究这种疗法的疗效。我将在正文章节中详细地描述这项由美国国立卫生研究院资助的研究，现在我要说，我们发现改良版正念认知疗法在为期八周的疗程中发挥了非常强大的作用，甚至会在长达五年的时间里继续发挥疗效。

我相信，我在本书中介绍的疗法会对抑郁症患者有重要价值。事实上，这种疗法有可能彻底改变他们的生活。同样，这并不意味着根除抑郁症，而是改变他们与抑郁症之间的关系。当他们在决定自己的价值和追求目标时，抑郁症将不再是他们生活中的阻力。

如何使用本书

本书可以作为开发正念练习的指南。阅读本书时，你会读到一些标题为"尝试一下"的具体冥想建议。许多冥想可以通过简单地阅读文字来实现。但是，有些冥想可以通过倾听来更好地实现。

在尝试不同的冥想时，你很可能发现一些冥想会成为你的最爱，而另一些则不会。这完全正常。本书的目标是帮助你开发个人练习，即什么最适合你。为充分探索不同的冥想，我建议你在进入下一个冥想之前多尝试几次。此外，我还建议你每天尝试进行一次冥想。你可以按照任何速度阅读本书，如果你用超过八周的时间进行正念练习，那么你将获得更加丰富的体验。

希望本书能让大家从抑郁症的正念认知疗法中得到更多的指导和帮助。

CONTENTS **目录**

Part 1

正念将改变你对抑郁症的看法

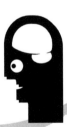

Chapter 1
抑郁症的本质

你是把抑郁症称为精神失常还是地狱恶魔？抑郁症无疑是人类最痛苦的疾病之一，也越来越普遍，而且经历抑郁症发作的人群越来越年轻。抑郁症发作不再像过去那样从 20 多岁或 30 多岁开始，而是通常从青少年时期开始。抑郁症也影响着社会各个阶层不同情况的人群。亚伯拉罕·林肯、温斯顿·丘吉尔、欧内斯特·海明威、波姬·小丝和格温妮丝·帕特洛等形形色色的人都患有抑郁症。

圣雄甘地将他的抑郁症描述为"内心干燥"，这使他想"逃离该世界"。文森特·梵·高在日记中描述了他的经历："我无法描述我所拥有的东西是什么样子的；在没有任何明显原因的情况下出现可怕的焦虑，或头脑中再次出现空虚和疲劳感。我认为整件事只是一场简单的意外，毫无疑问，很大一部分是我的错，而且我不时会有一阵阵忧郁和极度悔恨。"

如果你患有抑郁症或正在遭受痛苦，那么你应该很了解悲伤、缺乏快乐以及抑郁症可能带来的后果。抑郁症经常损害人的认知功能，因此抑郁症患者思考甚至做出最简单的决定都很困难。

过去看起来很可怕，未来预示着灾难，抑郁症患者可能觉得自己一点价值也没有。他们的睡眠和食欲可能会受到影响（或者增加，或者减少）。他们可能会被死亡和自杀的想法压倒，同时感到无助，对自己的疾病什么也做不了。他们也可能感到绝望，认为没有人能帮助他们。现在我想让他们知道的是：这些想法只是想法，不是事实。我将向他们展示如何改变他们与这些想法的关系，让这些想法不再牢牢掌控他们的生活。

目前有各种各样关于抑郁症及其原因的理论。我们的理解是遗传素质和环境压力都是导致抑郁情绪的主要因素。

从进化的角度来看，人们通常认为抑郁症有潜在适应功能。例如，在针对短尾猴和猕猴的研究中，幼猴会在与母亲分开时表现出抑郁状态。它们会躺在地板上，蜷起身子，回避社交。对母亲短暂地呼喊了一声后，如果母亲没有回来，那么这种抑郁状态会持续下去。因此，从这层意义上说，人们认为抑郁状态是一种保存体能的方式。

据假设，幼猴会尽可能靠近它们的母亲，以避免处于这种明显不愉快的状态。因此尝试防止抑郁状态发生增强了幼猴依恋母亲的驱动因素。

避免抑郁症对幼猴来说是一种适应性生存价值，使它们安全地依恋母亲并在母亲的保护范围内。

抑郁症的发展假说是我们今天考虑的众多假说之一。压力是引发抑郁症的一个重要源头。人们日常生活的节奏在不断加快，应对现代的时间压力和信息输入越来越有挑战性。压力的产生也与社会结构有关。随着我们成为一个更具流动性的社会，许多已经建立的社会支持逐渐消失。当这些压力与悲伤和创伤等传统因素一起出现时，便会产生复杂的结果。

此外，遗传、神经递质和大脑回路等生物因素，是引发抑郁症的又一源头。近年来，通过使用诸如正电子发射断层扫描（PET）和功能性磁共振成像（fMRI）等逐时扫描对大脑功能的研究，我们对抑郁症的理解有所加深。这些技术揭示了抑郁症患者大脑回路的改变，并表明抑郁症的治愈可能与修复患者的大脑活动模式有关。这些研究有助于阐明大脑中哪些区域与抑郁症的相关性最大，以及如何针对这些区域进行干预。例如，抗抑郁药和电或磁刺激可用于将改变的大脑活动模式变得正常。诸如正念认知疗法等正念干预可能会对大脑产生强大的影响，后文将对此进行讨论。

抑郁症并非一次性事件

有一点我们可以肯定：抑郁症往往会长时间反复发作。这并非肺炎等疾病，发生一次之后（通常）便再也不会发生。抑郁症更像哮喘。

在患者的一生中，可能会有间歇性发作。你必须了解这一关键点，这样在抑郁症发作时，才能看清它的本来面目。

对于抑郁症，复发的机会随着发作次数的增加而增加。例如，发作一次，在十年内复发的概率高达30%。发作三次后，在十年内复发的概率为90%。从抑郁症中"恢复"的能力确实提供了防止进一步发作的最佳机会，并且人们可以在相当长的一段时间内不复发，但抑郁症通常无法被彻底治愈，甚至在缓解期，症状也可能一直存在。由于可能复发，我想让患者了解如何使用正念认知疗法提供的工具，既能抑制抑郁，又能在抑郁症状出现时进行治疗。

尽管在抗抑郁药物的广告中，经常将症状的缓解描绘得相当让人兴奋，但这并不容易实现。事实上，无法达到完全缓解表明抑郁症这一疾病的顽固性。这十分常见，而非个人弱点。当然，其他疾病也会出现无法缓解的情况，没有多少人的糖尿病、高血压或慢性肺病等疾病会得到缓解。类似于抑郁症，这些疾病往往是慢性疾病。我们改良的正念认知疗法针对疾病，而非仅仅针对抑郁症的单次发作。

美国国家心理健康研究所完成的最大和最长的抑郁症研究——抑郁症的序贯治疗（STAR*D）研究，涉及抑郁症的不同治疗方法。

在该研究中，治疗的第一步包括服用选择性血清，再吸收抑制剂（SSRI），这是最常用的抗抑郁药物疗法，持续十二周。首次治疗后缓解率为28%。如果参与者在一次抗抑郁药物疗法后并未得到缓解，他们将接受另一次抗抑郁药试验、增强剂或传统认知疗法。第二步后，累积缓解率约为50%。但这意味着，虽然研究进行为期二十四周的监测治疗，但仍有一半的人并未得到缓解。在另外两次为期十二周的干预（总计四十八周治疗）后，仅 43% 的参与者得到缓解，其中包括达到缓解但随后复发的参与者。这些结果说明了抑郁症患者面临的挑战。

抗抑郁药物疗法或传统疗法有时虽然可以拯救生命，但它们也存在其局限性。这一点也适用于其他形式的心理治疗。

例如，多年来，我为患有慢性抑郁症的患者教授正念认知疗法。在传统认知疗法中，消极想法（认知）是抑郁情绪的一项重要驱动力，会教导个人去挑战它们。在该模型中，当个人表达消极信念或想法时，他们会受到鼓励去产生一个更平衡的想法或替代想法。但是，如果个人患有持续两年或更长时间的慢性抑郁症，这样做则尤其困难。有些人觉得只是对抗他们的消极想法和信念，就已经很难了。

如果你患上抑郁症已有一段时间，我相信你的体会就更深了。可能的情况是，你认为你有强有力的证据来支持你的消极想法和信念，因为你有多年的经验，以消极的方式解释你自己和你所处的环境。如果患者已经抑郁多年，在附录 I 中详细描述的我们所进行的研究（即实践替代方案治愈抑郁症的研究）中，截至参与者当前病情发作时，其平均已有七年抑郁症病史，我相信患者已经积累了相当多的证据来支持他们的悲观想法。这在很大程度上是因为抑郁倾向于对消极记忆和经历进行过滤。例如，如果他们在一个社交场合遭到拒绝，预期以后还将遭到拒绝，他们就经常会因遭到拒绝而责怪自己，并且很难用不同的想法来对抗这种情况。

进入正念

冥想的独特形式是正念冥想，其他类型的冥想多是集中性的（如超觉冥想），它们专注于一个特定的短语或单词。正念冥想的不同之处在于：它故意专注于冥想者选择的焦点。例如，它可能专注于进出鼻孔的呼吸、身体感受、想法或感觉。它让冥想者实时观察自己参与的体验，因为这些体验正在发生。正念冥想有时被称为"内观冥想"，因为它让冥想者看到事物的本来面目。

正念冥想可以追溯到 2500 年前的佛教修行。据说佛陀利用了他自己的正念实践，包括打坐和行走冥想。几个世纪以来，正念冥想已经传播到亚洲以外的地方。

现代正念冥想可以追溯到十八世纪佛教上座部（一般指南传佛教）传统，其中强调了佛教的冥想成分。二十世纪中叶，马哈希尊者开始改变冥想的专注点，集中在对身体感受的当下意识上，这通常通过一种称为"身体扫描"的练习来完成。1979 年，乔恩·卡巴·金在马萨诸塞州大学伍斯特分校推出了他的《正念减压（MBSR）计划》，该计划围绕着他后来在经典著作《全灾难人生》中阐明的原则而建立，正念实践进一步世俗化，并影响到更广泛的受众。

正念减压计划为更广泛的人群提供了一种不受宗教或哲学概念影响的探索正念的方式。该计划提供了一套为期八周的课程，促进了关于其功效的实证研究。该计划已被证明对各种病症都有好处，如慢性疼痛、心脏病、癌症、牛皮癣、焦虑症和普遍的压力。正念减压将正念实践浓缩成一套分立计划，吸引了广泛受众。值得一提的是，它提供了一个可用于特定应用的平台。实际上，它是正念认知计划以及其他正念干预的先驱。正念认知与正念减压有许多相似之处，例如，利用类似的冥想实践。正念认知的不同之处在于，它更关注抑郁症和焦虑症，而正念减压的关注范围更广。

正念专注于当下，倾向于将精神专注于现在正在发生的事情上。十之八九，专注于呼吸的进出，也许关注鼻孔，也许关注胸部或腹部。对于大多数人来说，呼吸是一个中性的关注对象，并且在生活中一直存在，呼吸可以很容易体验到。

它自然与当下联系在一起——通常你不会花太多时间关注上一次呼吸或下一次呼吸。

许多冥想从呼吸开始，然后转移到另一个注意对象。例如，在身体扫描时，通常从呼吸开始，然后研究身体各部位的感觉，从一个肢体开始，逐渐在全身移动。但无须在每次冥想时都从呼吸开始。

正念冥想就像聚光灯，可以选择将它指向任何你想指向的地方。它给注意对象带来了光明，可以将它瞄准身体感受，也可以瞄准正在出现的想法或感觉。甚至可以选择"开放意识"，在这种意识中，将聚光灯照在你知觉中出现的任何事物上。尽管正念冥想可能会让人放松，但它的目的是产生意识。换言之，它旨在保持清醒，而非睡着。如果你尝试冥想，却发现自己睡着了，按照正念的方法，你会接受这一点，而非批评。善良的自我同情是正念的核心。

当你开始建立你的实践时，有两个可能对你有帮助的建议。其中一个建议是找一个安静的地方，即你不会受打扰的地方。另一个建议是通过在每天相同的时间进行实践来建立规律性。可以在最适合你的时间进行体验：有些人喜欢在一天的开始时冥想，而有些人喜欢在一天的中间或结束时冥想。冥想过程是一个经验性的过程——选择你认为最有用的东西，而非"权威"推荐的东西。

正念并非试图改变你的想法和信念，而是改变你与这些想法的关系。正因为如此，正念方法有时被称为"元认知"，因为它们关注的是认知想法的产生过程，而非想法本身。

元认知方法是我与抑郁症患者打交道的关键。消极的想法、信念和过低的自我评价在抑郁症患者中非常普遍，并且很难改变患者的想法和信念。你甚至可能认为心理治疗并不适用于你，你的消极想法和信念非常准确，我们将很快讨论该问题。

正如我在引言中提到的，消极想法并非事实，而是抑郁症本身的症状。例如，一位年轻女性指出，每当感到沮丧时，她就认为没人关心她，这种抑郁的想法会加剧。当她从抑郁症中走出来时，这种想法却减弱或消失了。显然，该想法并非事实，而是抑郁症的症状。

文森特·梵·高的确切诊断仍不准确，人们认为他患有情绪障碍，可能是药物中毒导致的。关于他的抑郁发作，他称："在病情危急期间，我觉得我所想象的一切都是真实的。"经历了这些发作后，他意识到他的想法只是他想象的短暂产物，而非事实。

有时甚至心理治疗师也可能未意识到这种抑郁的想法只是精神事件。例如，有些人可能会在爱人去世后责备自己"要是我早点让她去看医生就好了"或者"要是他心脏病发作时我在家就好了"。尽管在某些情况下，心理治疗师帮助客户解开这种负罪感的根源可能有用，但在绝大多数情况下，都是徒劳的。将这种内疚的想法理解为抑郁状态本身的症状可能更有用。

在谨慎对待抑郁症的方法中，关键并非找到消极感觉的来源，而是改变你与它们的关系，这样它们在你的生活中就不再有重要的影响力。

当你有"我一文不值"的感觉时，你很快就会发现你其实在想："我一直认为我一文不值。"你无须判断你的想法的正确性，而只须把它们记为短暂的精神事件。

一个经典的故事描述了一名战士遭敌人用毒箭射伤。在将毒箭拔出来之前，他问道："为什么会发生在我身上？是谁干的？难道我活该？"与治疗实际伤害相比，理解这些问题的答案没什么价值。在这种情况下，一方面，追问事情发生的原因实际上可能会导致延误和死亡。另一方面，注意到当下的想法和相关的感觉是短暂的精神事件，然后做出巧妙的反应可能是最合适的方法，我们很快就会看到。

不同于其他形式的治疗，谨慎的方法代表了一种不同的生活方式。它事关一种生活方式的形成，在这种生活方式下，你与你的想法和感觉保持一定差距，这样你就可以评估它们的正确性。你可能认为你的消极想法和感觉是真实的——你一文不值，不如别人，有一些内在的缺陷，或者永远是一个失败者。毕竟，多年前你就发现了关于这些的证据。或者你不一定这么想，但你的视角扭曲了你的世界观。

稍微有这种想法都让你开始做出不同的反应。这就是正念认知疗法的症结所在：它增强了你以不同方式联系自己的想法的能力。

选择阅读本书是你人生道路上重要的一步，因为这表明你承认可以改变你与抑郁症之间的关系，改变你观察世界的视角会影响你对未来的看法和你的希望程度。如果你情绪低落，坚持读完本书就需要毅力，好在你已经迈出了阅读的第一步。

Chapter 2 1

什么是正念，什么不是正念?

关于正念的含义有各种各样的误解。例如，有些人错误地认为正念涉及清空你思维的所有想法。正念的核心是当你经历它们的时候意识到你的体验，并暂停对它们的判断。这些包括感受、思想和感觉。

🍃 时间旅行问题

有多少次你试图在网上完成一项任务或搜索某样东西，却发现你的思维徘徊在过去或未来？在交谈中，你是否注意到你的思维是如何转移到你接下来要说的话上，而不是听别人在说什么？我们的思维往往会偏离当下，频繁地回到过去和未来。这种时间旅行是焦虑症和抑郁症患者共同存在的一个问题：思维倾向于锁定未来或过去。焦虑症使你遭受过度的恐惧和担忧，尤其是对未来的恐惧和担忧。它可能是一种普遍的不安感，或者更多地专注于某个特定的情况，例如，社交聚会或恐惧症的情况或对象。

焦虑症患者倾向于预测未来的灾难。对于抑郁症，你可能会有一些对未来的担忧，并有焦虑感，但你也会专注于过去。"我一直很沮丧，我永远也不会恢复。"（注意专注点在过去和未来）但是想想看，你以前是否有过这种感觉？你是否恢复了？然后你的思维会出现这样的想法："但这次不一样。"用谨慎的方法关注此刻的痛苦，放下对未来的预测或对过去的感觉。此刻，你能否接受你的痛苦？如果你能做到这一点，停止预测未来，你现在的痛苦就会减轻。

对于抑郁症，人们也强调过去的损失、失败、怨恨和遗憾。如果你抑郁，你可能会觉得好像已经发生了损

失，你正在努力想下一步该怎么办。你可能会担心这些
损失和灾难，并发现你的思维在不断循环思考发生了什
么。例如，你可能会有这样的想法："这是怎么发生在我
身上的？我做了什么才导致了这一切？难道是因为我失
败了，就活该承受这一切？"这种在患有抑郁症时很常见
的思考被称为沉思。

沉思是思维试图解决无法解决的问题。在沉思过程
中，不断循环的想法是抑郁症的重要驱动力。抑郁的人
倾向于重视他们对过去的沉思，但他们并未意识到该过
程经常会干扰实际问题的解决。沉思被视为抑郁症的重
要决定因素之一。

如果你注意到你这样做了，可以尝试以下实验。让
自己全力沉思十五分钟，然后审视你的情绪。通常，这
些沉思会使你的情绪处于紧张状态。你可能认为自己在
解决问题，告诉自己"如果我能多想想该问题，就能防
止它在未来再次发生"。实际上，这并不是在解决问题。
真正解决问题会获得行动和情绪的改善，而非思维的不

断循环往复。解决问题包括牢记困难、考虑一系列解决方案、选择最有可能成功的一个，然后根据解决方案采取行动。

正念可以帮助你识别沉思，然后摆脱它。当你注意到沉思时，你可以把它限制起来。如果你很难摆脱沉思并回到当前的焦点，一种有用的技巧是安排你的沉思。换言之，你现在可以放下你的沉思，在以后某个特定的时间进行："我现在就停止沉思，今晚 8 点再开始。"你可以让自己安心，你不会永远放弃你的沉思，而只是将它们搁置一段时间。此类过程有助于你远离沉思的想法。你可以更容易发现，这些想法并不表示你在观察自己，也并不一定是真正的事实。反过来，这可能会导致你对这些想法的信任程度发生变化。

想法和情绪在不断进行对话。当然，思考经常会影响我们的情绪。例如，有个朋友并未及时回你的电话。你可能认为这个朋友不再喜欢你了，你们的友谊结束了。这种消极想法的结果是转变成抑郁或焦虑的情绪。该过程反过来也成立，感到忧郁或焦虑会影响你的思考。

你的思维会倾向于产生更多消极或焦虑的想法，反过来，原本可能是中性事件，经消极或焦虑的想法进一步解释，就变成了负面事件。消极的想法通常会导致情绪低落，而情绪的变化也会影响想法。正念可以帮助你打破这种想法和情绪互动的循环，并阻止时间旅行到未来或过去。当我们焦虑或抑郁的时候，它天生有用，因为它教会我们关注当下。它有助于放松人的思维对未来灾难和过去损失的关注。

放弃对过去或未来的关注具有天然的抗抑郁或抗焦虑效果。例如，如果你稍微将自己带回现在，专注于你的呼吸，就不能沉思过去的事情。通过专注于呼吸的感觉，你限制了思维进行沉思或灾难性思考的能力。在后面的章节中，我会介绍一些冥想帮助训练你的思维来集中你的意识。

如上所述，正念冥想可以将注意力的聚光灯集中在你当前选择的特定焦点上。该聚光灯的宽窄，可以按你

的喜好进行设置。当开始正念冥想实践时，你可能需要
将注意力集中在呼吸上，因为它通常是一个相对中性的
注意力对象。你会注意到，当你集中注意力时，思维会
平静下来。

一句佛教谚语说：如果你手上有一杯脏水，很难看
透它，但当你拿稳杯子，让污垢沉淀下来，那么水就会
变清，更容易透过来看。从某种意义上说，我们经常因
日常生活、工作或人际关系中发生的事情而处于焦虑状
态，很难看清事实。但当你开始稳定你的思维时，就能
看得更清楚。

正念建立了这种集中注意力的能力，让你远离沉思
的倾向。这种远离沉思的转变本身通常会导致情绪的改
善。当你尝试下一次冥想时，你可能会注意到这种效果，
看看当你停止沉思几分钟后会发生什么。试着在正念冥
想前后评定你的沉思水平，看看冥想是令沉思增加还是
减少了。我敢打赌冥想后你的沉思会减少，并且这种效
果会随着实践的进行而增强。

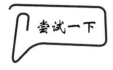

此时此刻

- 以舒适、直立的姿势静静地坐在椅子上，缓慢闭上眼睛，或者轻轻地凝视你面前的地板，然后来到当下。注意你全身的感受。

- 注意你的身体与椅子的接触点。

- 将你的注意力转移到你的呼吸上。注意你鼻孔进出的气流。

- 数分钟后，将注意力转移到你周围的声音上。注意远处的声音，数分钟后转向附近的声音。通过这种方式，在脑海中勾勒出你周围的声音场景。

- 然后再次转移你的注意力，意识到你思维中浮现的想法，注意到它们出现，然后消失。

- 数分钟后，睁开眼睛，将你的注意力带回房间。

我们的研究表明，正念训练在四周后显著降低了沉思水平，在八周的实践后更是如此。

在临床测量和参与者功能性磁共振成像显示的大脑区域中，可以看到这些向沉思减少的转变。我们将在后面的章节中更详细地讨论一些与正念训练相关的大脑变化。但是现在，我们可以说抑郁症与大脑中情绪调节相关区域的活动减少有关。通过正念训练，这些区域变得更加活跃，好像它们又回归正常工作状态。这些发现的一个重要观点是，正念实践与大脑功能的可测量变化相关。

通过专注于当下，毕竟这是我们唯一能够控制的时刻，许多人的情绪得到了显著的改善，焦虑症和抑郁症也有所减少。在某些情况下，你可以通过让过去抑郁的声音从你的意识中消失，而非依恋它们或试图质疑它们，来降低它们在你脑海中回放的音量。该过程就像你在街上散步时遇到的橱窗购物一样，你可以看到展示的东西，但你不必进去买。

每当你发现自己在回想过去发生的一些事情，或者对即将到来的一些遭遇或事件感到焦虑时，试着离开，看看此时此刻在发生什么。尝试将你的注意力集中在此时此刻正在发生的事情上。

在英国，两名研究人员对患有包括抑郁症在内的各种症状的人进行了一项特别有趣的研究。在该研究中，研究人员让这些人每天花三十分钟将注意力专注于一种特定的声音上。截至该研究结束时，参与者的情绪有了显著的改善。这表明能够通过专注注意力来打破抑郁的沉思，可能是一个重要的治愈因素。

正念练习

正念是将觉知专注于当下时刻的练习，这基本上有两种常见的方式。一种是如我们上面所做的正式正念练习的离散阶段，另一种是将正念觉知带入日常生活中。

正式的正念练习可以通过多种方式完成，例如，静坐三十分钟并专注于你的呼吸。这是冥想的一种形式，许多人都将其与我先前提到的误解联系在一起，即冥想需要完全排除心中的所有想法。这种心态不太可能发生，甚至在有经验的冥想者中也很少见到。

倒空心灵并不是重点。事实上，这也不可能发生。心灵不会放弃其不断产生的随机出现的想法以及情绪和身体感知。然而，当练习正念冥想时，你会注意到心灵变得更加稳定，且能够专注于你选择作为关注对象的任何事物。所以，当你接近我在这本书中提到的冥想时，请忘记"倒空心灵"，这种方式行不通。

南加利福尼亚大学神经影像实验室估计，我们每人每天会产生数千种想法。这些想法从特定意识到处理多种感官刺激不等，我们在没有任何特别努力的情况下，会日夜不停地产生这些想法。我们的心灵就像爆米花机，不断地冒出想法，有时会以不同的速度反复无常地这样做。

患有抑郁症时，你可能会注意到突然冒出的想法偏向消极，这意味着你的心灵可能会在一天大部分时间内用悲观的想法来攻击你。

随着这样一场自己引发的消极公共关系运动的进行，很容易看出抑郁是如何自我延续的。

正式冥想练习教你处理心灵中不断涌现的大量想法的技巧。你会学到如何将注意力专注于当下的时刻，摆脱并化解内心杂念。

除了静坐冥想或其他特定类型的冥想，练习正念的另一种方式是将其融入你的日常生活中。例如，在走路时，你可以注意到你的脚和腿的感知。你注意到你的心灵徘徊在重复先前的谈话或快进到某些未来的恐惧时，你可以通过专注于切菜过程并将注意力带回在厨房内切菜这一焦点上。你在淋浴时，你可以感觉到热水淋在你身上并闻到沐浴露的味道。你可以用心吃东西，慢慢吃，这样你就可以真正地品尝、闻到和体验正在吃的食物。

我参加正念静修时，会用葡萄干来尝试这种觉知练习。我闭上眼睛，用心咀嚼葡萄干，尝试专注于葡萄干的味道以及它在我嘴里的位置。我注意到咬葡萄干会在舌前释放出一种甜味，就在认为甜味集中的地方。我注意到葡萄干的口感和香味。这是真正意义上品尝葡萄干，而非毫无觉知地狼吞虎咽。

日常正念的想法是将正念的聚光灯照耀在你当下时刻正在从事的任何事情上——有意专注于一次行动或一个物体上需要努力和这么做的意愿。

你开始时，冥想通常会比你已经建立技能之后更具挑战性。和大多数事情一样，你练习得越多，就越容易。

这两种练习——正式的正念冥想或日常生活中的正念都不是作为焦虑症和抑郁症的治疗而发展起来的。它们最初被视为生活或宗教哲学的冥想方法的一部分，只是在过去几十年内，它们在这方面的效用才得到承认。在本书中，你将练习利用正念作为调节情绪的强大应用。

 ## 中断判断与评价

正念是一种觉知，以一种非判断与非评价的方式吸引人们对事物的注意力。例如，你可能会注意到你身体某个部位的疼痛。不要将其评价为"可怕""糟糕"或"痛苦"，这种正念方法会建议你在将其标为"痛苦"之前，就专注于存在的实际感知。这就是我们所说的正念指注意事物的本来面目，而非对其进行判断。正念专注于当下，让人从过去或未来释放出来。

温斯顿·丘吉尔被称为二十世纪的伟大领袖之一。鲜为人知的是，他曾与长期复发的抑郁症抗争。事实上，丘吉尔在谈到其抑郁症复发时说道："我的沮丧又回来了。"沮丧这个词在考虑你如何看待抑郁时非常有用。例如，不要将沮丧视为可怕的野兽，你可以尝试像第一次一样看着它。如果你事先对沮丧没有任何了解或联想，且没有立即预料到会遭受攻击，大部分的情感负担就会解除。想象一下，把这种方法应用到你压抑的想法和感受中，用全新的眼光看待它们。

人类和其他智慧生物天生就警惕潜在的威胁。心灵具有非常有帮助的自动反应。当你面临危险情况时，例如，可能发生的车祸，这可能帮助你对这种情况做出即时反应，避免受伤。然而，在许多无须紧急战斗或逃跑反应的非紧急情况下，其仍可做出反应，就像存在一种威胁情况一样。这可能会导致不合时宜的抑郁或焦虑。这种倾向在抑郁症患者中尤为突出，因为他们倾向于消极看待事物和回忆过去的事情。这会经常导致对当前情况的歪曲评估。

　　人类对威胁具有独特的反应。著名生物学家罗伯特·萨波斯在其《斑马为什么不得胃溃疡》一书中描述了人类和动物之间的差异。斑马对现实中的威胁做出反应，例如，狮子追逐它们时，斑马会启动逃跑反应，并尽快逃跑。一旦安全，其血压和脉搏就会迅速恢复正常。遗憾的是，在人类中，情况往往并非如此。即使威胁微乎其微，甚至只是想象中的威胁，也可能会有一种战斗或逃跑反应。此外，对压力的生理反应可能会在威胁消失后持续很长时间。这会导致身体的各种病理反应，例如，高血压、心动过速和免疫系统发生变化。

　　在对抑郁症患者大脑功能的研究中，负责发出潜在威胁警报的大脑原始区域非常活跃。即使没有警报的实际依据，这些区域也仍然很活跃。正念提供了一种摆脱这种想法的方法，并防止抑郁的恶性循环。通过正念练习，警报区域变得不那么活跃，所感知到的威胁也变得不那么紧迫。

此外，还有一个有助于防止你判断或评价消极想法和感觉的练习是"外星人类比"。想象你是一个正在造访地球的外星人，如果你降落到地球上，体验你现在正在经历的事情，那么会是什么样子？对一个掉进你身体里的外星人来说，抑郁会是什么感觉？记住，外星人并不知道你的个人经历，也没有依据来判断你的想法和感知。外星人只能这样描述它们："嗯，有一个关于……的想法，真有趣。"

我发现外星人视角也可以应用到日常生活中，让你变得更加专注。你开始一天的生活时，想象你是一个今天正在造访地球的外星人，明天你将被送往一个新的星球。这对你的看法有何影响？

如果你明天就离开，某些人的负面评论是否还会如此烦人？如果你打算明天就抛弃你的车，你所驾驶的车辆型号是否会大有不同？如果你只是路过，你的互动是否会更友善？你对未来的担忧有什么意义？你是否需要抓住过往的不公正不放？在你为期一天的地球之旅中，你希望快乐还是不快乐？拥有正念视角可以给予你做出选择的自由。

假设你正沿着州际公路的中间车道行驶，享受你的一天。左边车道的司机突然从你左面超车，在你面前横过，然后从右边车道的出口出去。你必须急刹车，以免发生事故。

你当然会生气。随着你的心灵对事件发生的原因展开想象，你的心跳开始加速。"这名司机是否故意让我心烦？是否在用这种超车方式挑衅我？"你最初的愤怒不断积聚起来，从而可能会在之后一段时间里严重影响你。

但你真的确定发生了什么吗？事实就是在一瞬间有一个司机在你前面超车。其余的都是你心里生出的想法。

你审视自己的想法时，也应当意识到其他可能性，也许那个司机生病了或者他是新手上路。你是决定让心中积聚的愤怒随着最初的想法慢慢燃烧，转移至不那么容易产生愤怒的想法上，还是干脆转移注意力，并专注于驾驶和快乐？毕竟这是你在地球上唯一的一天。你是否想让你的快乐依赖于别人的行动？没错，说起来容易，做起来难，这就是为什么我们称之为"练习"。

另一种理解正念如何在专注于当下时刻方面，让你与自身想法保持一定距离的方法，是考虑其如何适用于抑郁带来的痛苦。想象你正处于一场抑郁之中，你可能会对自己说"我受不了了""我不能再这样下去了"或"这会给我和我的家人带来灾难"。这些都是我们如何展望未来并因此遭受痛苦的例子。但在每种情况下，这都是一种选择。

头痛的时候，我对此有一个清晰的例子。对我来说，头痛经常伴随着抑郁期。我感受到巨大的痛苦，并认为自己再也无法忍受。我想知道，如果痛苦持续下去，且幻想着在接下来几次演讲中遭遇尴尬的失败，我将如何在接下来的日子里履行自身义务。正念视角让我意识到，我实际上是在"忍受"当下时刻的痛苦。

如果我能够专注于当下时刻，我就能放下对未来灾难的担心。事实上梅丽莎·戴伊和贝弗利·索恩在澳大利亚进行的研究显示，正念认知训练有助于头痛患者减轻疼痛强度、减少疼痛对活动的干扰。

正念有助于你放下未来可能发生的事情，专注于此刻。你不必假设未来；就继续回到当下时刻。现在到底发生了什么？专注于身体的感知、想法和感觉——但不要作为一个主体，而要更多地作为一个观察者，注意现在发生的事情。

你做得越多——将注意力专注于现在，放下过去和未来，你就越能感受到正念的自然抗抑郁效果。

正如我所说，抑郁的困难之一就是我们不仅有做出批判性评价和判断的倾向，而且会很快接受这些评价和判断，如同它们是事实一样。例如，我可能认为拒绝我在商店里提出的请求的人不喜欢我。我记起我的正念训练并避免评价时，我会想到他可能只是在遵循公司程序。正念专注于对他人和他人行为以及自己不加判断和评价。例如，你可能会因为抑郁而判断自己很弱。一种不那么具有判断性的观点可能是：你就像世界上数百万名患有类似疾病的人一样。

重要的是注意评价和事实描述之间的区别。

有一档电视节目《法网》，其中有一名侦探警官弗雷迪，在采访证人时他总是坚持："只要事实。"他寻求的是对证据的描述而非评价。这也是我们的目标——没有判断或评价的描述。例如，看看你家里或办公室的桌子，对它的描述是："那是一张棕色的桌子。"评价应是"那是一张漂亮的棕色桌子"或"那是一张不合适的桌子"。最后两个陈述是评价意见，而非事实。

在抑郁中，以事实来表达严厉的自我批评倾向尤为突出。转变成一种更正念的风格，会让你更接近于以一种更冷静、真实的方式来评价自己和他人，更接近于不带任何判断或评价地描述当下，且更接近于接受现实。

 ## 将注意力带回现实

正念冥想包括专注于一个关注对象，注意到你的心灵何时已经偏离，并开始卷入一个正在浮现的想法、感觉或身体感知，然后将注意力带回关注对象。这三个要素始终存在。即使你已经练习很长时间，你的心灵也会继续有规律地产生干扰（例如想法）。这种情况发生时，你必须不断地注意，放下分心的事情，并慢慢地将焦点转移至关注对象。

你可能会将心灵想象成一只经常走开的小狗。如果你粗暴地将小狗拽回身边，它可能会更频繁地走开。如果你轻轻地把它带回到你专注的事物上，它就更有可能留下来。在抑郁中，小狗经常带回我们不想要的东西，例如过去的失败或即将到来的灾难。但我们不必生小狗的气，这只是小狗的行为，生气只会让它更想走开。

如果你轻轻地将你的注意力带回冥想的对象（例如

呼吸），且对你的心灵变得更加友善和温和，它可能会停止如此频繁地走开。

然而，通过练习，分散注意力的想法出现时会变得更容易观察，然后让它们从觉知中消失。通过学习如何放开转移注意力的刺激，你可以训练自己变得不那么受压抑想法的支配。一位正念认知疗法参与者表示，"我在冥想我的呼吸时，我可以放下关于晚餐吃什么的想法，然后我也可以放下一些压抑的想法"。

发展你的正念技能时，你会注意到你可以观察感知、想法和感觉，而无须立即对它们做出反应。你还可以开始在特定的冥想之外应用你的成长技能。你可以将你的正念带入日常生活。你沿着地面行走时，你可以意识到你的双脚有什么感知。你刷牙的时候，你可以意识到你的嘴里有什么感知，或淋浴时温水淋过你的身体时，你可以意识到你身上有什么感知。当你开始注意到你如何将正念的聚光灯照耀到许多活动上时，你会发现正念并不局限于静坐和专注呼吸。

现在让我们尝试一种类似于我的葡萄干体验的正念冥想。你可以尝试从正念视角在其他日常活动中重复这种冥想。只需要开始注意与洗澡、刷牙、吃不同食物或做家务相关的感知，观察身体的感知、气味、味道和声音。

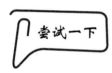

- ◉ 选择要吃的食物，坐在餐桌旁并闭上眼睛。

- ◉ 将食物送到嘴里。注意，你会开始闻到食物的味道，可能会开始流口水，如同你的嘴知道如何处理食物一样。

- ◉ 将食物放进嘴里并让舌头绕着它打转，注意食物的感觉、质地和感知。

- ◉ 然后慢慢地咀嚼食物，注意出现什么味道以及出现的部位。不同类型的味蕾遍布口腔，尤其是舌头的不同区域。你开始让食物的汁液流过这些区域时，要特别注意吃这种食物会激活口腔和舌头的哪些区域。甜果汁在舌尖是否更活跃？咸果汁是否在两边更突出？

◉ 通过这种方式，你加深了对食物的认识，并注意到你以不太用心的方式吃东西时无法欣赏的东西。

接下来的这个故事说明了正念练习的效用，以及学习如何熟练应对压力而非期望其消失的更好想法。一个光着脚的流浪汉，常常被他走过的石头割伤和擦伤脚。他向遇到的一个智者祈祷，让皮革覆盖这个世界的地面，这样石头就不会继续伤害他的脚。智者回答道，覆盖流浪汉的脚所需要的皮革比覆盖整个世界的地面所需要的皮革更少。正如诗人鲁米所写："昨天我自以为很聪明，所以我想改变世界。今天我真的变得很聪明，所以我在改变自己。"

德宝禅师在其《佛教禅修直解》一书中，对正念的第一步给出了一个优雅的描述。他说，正念是能够"让你在做一件事时意识到你在做什么，然后退后一步并静静地观看"。

学会用平静超然的感觉来观察想法和感知的产生。当我们学会冷静清晰地看待自己对刺激的反应时，我们开始看到自己的反应，却不会被自己的反应所吸引。

这种正念的技巧能够让你在观察自己时远离你的想法。在抑郁中，自我经常会融合或认同来自心灵的消极想法；它相信这些想法是真实的事实，并投入其中。采取一种正念的方法可以让自我后退一步，观察到这些消极想法只不过是暂时的心理事件，没有内在的有效性。它们就像肥皂泡升到表面，然后从意识中飘走一样。这样看待消极想法时，它们的力量就会极大地减弱。

这里有一个你可以用来练习偏离你的想法的冥想。顺便说一下，它强调了正念冥想和传统认知疗法的区别。在传统认知疗法中，你必须权衡一个想法是准确还是有效，并尝试提出一个替代方案。如果你多年来一直抱着消极的想法，改变想法可能会很困难。正念则专注于改变你与想法的关系，而非内容。

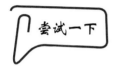

飘过的云朵

⦿ 静坐闭眼，集中精力呼吸几分钟。

⦿ 然后想象自己看着云朵飘过天空，将云朵描绘成代表你的想法飘入你的觉知，然后飘出你的觉知，天空代表你的自我审视。你是否能看着这些想法消失在远方而不依附它们？

⦿ 五分钟后，将你的注意力带回你的周围。

不要相信你的想法

有些人表示，抑郁症可被视为一种基于差异的疾病，在这种疾病中，个人会将自己与他人或理想化的自己进行消极比较。他们可能会说："我并不聪明（或不讨人喜欢，或不漂亮，或不富有等），因为……"通过这种先入之见，当牵扯到工作环境或个人关系时，你期望遭到拒绝。在这种情况下，别人发现你是多么无能或者不受欢迎时，他们为什么不拒绝你？

这种类型的信念通常被深信不疑地认为是个人核心信念或中心信念。它组织了工作和社会环境中几乎所有的人际交往方式，影响你的世界观和未来。你悲观地看待这个世界，认为它正走向一个可怕的未来。

你可能会受到这种想法的驱使，以致即使是最好的传统认知疗法也无法将其推翻。然而，通过正念认知疗法，你可以意识到这种自我批评只是想法，且没有必要相信。它们进入觉知，然后离开觉知。换言之，你可以放松并改变你对这些信念的态度。随着时间的推移，你的负面评价和判断可能会开始变得更少，但重要的是，它们发生时，你不必将它们抓得太紧。

一些观察者（例如正念老师约瑟夫·戈德斯坦和心

理学家斯蒂芬·海斯）使用火车的比喻来描述想法。在这个比喻中，如果你跳上火车，就很难知道你会在哪里结束。如果你患有抑郁症，跳上火车很有可能会带你去往一个叫"抑郁"的小镇。如果你能看着火车车厢经过而不跳上去，你就能相对远离抑郁的目的地。你观察过往的火车车厢时，是在让你的自我审视看到更大的世界图景，而非执着于任何特定想法。

你开始对自己的技能和观察心理过程的能力有了更广阔的认识。你可以将你的自我审视概念化为观察你心灵的自我。反过来，你的心灵意识到你的身体感知和你的心理事件——你的想法和感觉。你的自我审视会观察具有想法、感觉和身体感知的心灵，这样做可以让你对正在发生的心理事件具有更广阔的视角和觉知。例如，在你可能对自己说例如"我一文不值"之类的话时会发现事实上，你可以注意到一些与此有关的事情。一是这种评论是自我判断，自我判断是抑郁症中常见的思维循环。二是这种评论实际上是一个想法——"我有一个我一文不值的想法"。这种重构将评论从一个事实陈述变成另一个短暂的心理事件。这似乎更符合事实，因为这是抑郁带来的扭曲——对消极自我判断的确信感。如果你的想法有颜色，自我判断会在明亮、鲜艳的色彩中发光，所以与更中立的想法的柔和色调相比，你肯定会有颜色——但它们都只是颜色。

转变成观察角色的能力可以改变你与抑郁和疼痛的关系。例如，有一次我患了持续一天多的严重偏头痛。我尝试转移至当下的时刻。此外，这一次我尝试转换到观察者的自我模式。我告诉自己，我可以看到自己头痛，就好像我看到我身旁的另一个人告诉我他头痛一样。我可以对他的痛苦表示同情，但这种痛苦在某种程度上从我的自我审视中消失。这戏剧性地改变了视角。

想法和情绪具有重要的相互作用。心理学家阿尔伯特·艾利斯和后来的亚伦·贝克阐明了这些相互作用的一个模型——ABC 模型。在这个概念中，A 代表一个激活事件，B 是对事件的信念或想法，C 是信念的情感后果，即由此产生的情绪。大多数人认为从 A 到 C 有一条直线，是激活事件导致其情绪变化。事实上，决定他们最终感受的是中间一步 B——对事件的信念或想法，而非 A——激活事件。

通常情况下，意识到激发情绪的信念会有点困难，但只要稍微注意一下，它就会变得清晰起来。例如，我观察到两个同事在说话，然后其中一个看着我，我可能会对此感到不安。决定我情绪的重要因素是我对同事们的看法。如果我认为谈到或遗漏了我，我可能会感到悲伤或遭受背叛。如果我不认为他们的互动与我有关，我的心情可能根本不会变。在这个模型中，是信念调节了情绪的潜在变化。希腊哲学家爱比克泰德描述了一个类似的过程，他写道："人们不是受到事物的扰乱，而是受到他们对事物的看法的扰乱。"

在抑郁中，有一种信念偏向于消极的倾向。一个中性甚至积极的事件都可能得到消极的解释。情绪低落可能是消极的解释所致，但也可能会继续产生与任何突发事件无关的消极想法。一个抑郁的人通过消极的镜头看世界时，关于自我、过去和未来的想法都变得扭曲了。消极的想法和信念本身就是疾病的症状。正念有助于改变镜头，即使是短暂的。

挑战消极的想法通常很困难，因为为了改变想法，必须摆脱原来的想法。试图不去想某件事的心灵试验说明了这一过程。因此，试图抑制或对抗消极的想法实际上可能会强化消极的想法。在正念方法中，根本不需要挑战这个想法。放下这个想法，意识到其只是一个精神事件。在抑郁中，可以开始认识到适应不良想法仅仅是想法，一旦认识到，就改变了与不良想法的关系，而非按其行事或相信其是真的。正念认知疗法小组的一个新成员担忧，自己不像其他成员那样好或者"酷"。当我们探究这个问题时，他可能会发现这是一个想法而非事实——一个在现实中几乎得不到支持的评价性观点。

我们节目中的一名女性开始注意到，她不断地对自己说："我是多么愚蠢啊""我是多么无能啊"或者"我比任何人都差。"她注意到自己整天都在重复这些对自己的评价，而且惊讶于这种想法接二连三地持续，她开始看到这些想法对她情感生活的影响，开始意识到自己的思考过程。当意识到这一点时，她能够更好地放下这些想法，而不去试图压制或否定它们。

你可能会注意到这样的想法整天都潜伏在附近，即使当时未想任何消极的事情，它们也会浮现在意识中。有时这些想法可以被称为自动消极的想法，它们通常包括关于自身缺陷的想法或无价值感的错觉。正念的重要特征是你的自我审视，我们将在后面的章节中详细讨论，可以帮助你认识到这些想法只是短暂的精神事件，并让你远离它们。

这就是我们所说的远离这些想法或感觉的过程，正念让这个过程得以展开。这意味着你可以开始把你的想法仅仅看作想法。可能有各种各样的短暂想法，从回忆到计划再到幻想。在抑郁中，判断和自我批评是两种常见的想法类型，但需要将其和其他想法类型放在同一个类别中。它们仅仅是想法。

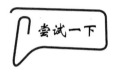

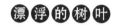

- ◉ 闭上眼睛，专注于呼吸。

- ◉ 你安定下来时，想象自己坐在一条缓缓流动的河的岸边。想象有树叶顺流而下，每片树叶各代表一种想法。注意，每片树叶清晰起来，然后飘散。你不需要跳到上面，只需要注意它。

- ◉ 然后观察它是什么类型的思想，如计划、担心、记忆、评判或自我批评。注意到评判或自我批评的想法时，观察到它们和其他想法一样。有时候这些想法的声音或语调与过去的某个人类似，但这些想法不是某个人在说，它们仍然只是想法。事实上，想法就像进入视野的树叶一样，只是浮现在意识中。

精神病学家马克·爱普斯坦在其《没有思考者的想法》一书中描述了这个过程。想法就像我们环境中的噪声，会产生和消失。它们可能令人不快，但不是针对我们的。

总之，最好可以将正念视为一种存在的方式、一种巧妙的生活方式。可以把它作为一种离散的形式来练习，例如身体扫描，我们将在下一章中详细说明，也可以在人行道上或者做厨房杂务时练习。把正念投射到喜欢的任何东西上，可以从一个适当的角度——从观察我——来看待想法和感觉。

Chapter 3
正念如何帮助治疗抑郁症

正念的几个组成部分在帮助治愈抑郁症方面发挥着
特殊的作用。首先是专注于当下的正念。专注于当下时，
就没有那么多精力来思考过去的失败或未来的灾难。其
次是去中心化。这是正念应对抑郁症的又一个特征，去
中心化能让你远离抑郁的想法和感觉，我们将在下一章
进一步研究这个过程。

 ## 抑郁症患者的想法

研究显示，抑郁症患者有许多共同想法。这些消极
的想法可被视为抑郁症状。然而，对于任何一个个体来

说，都有一小部分想法是该个体特有的。你变得沮丧时，可能会注意到某些想法对你而言是典型想法。这些想法形成了抑郁特征，它们代表了症状模式，就像早醒、食欲不振或无法享受以前享受过的活动一样，是特定抑郁模式的一部分。

帮助分散这些想法的一个练习是列出你抑郁时最常见的十个想法。把那些你在抑郁时很坚定地相信，而在感觉好转时却不那么坚定地相信的想法列在清单上，可能会很有用。如果你能识别出这些想法，就能更容易地分散它们，因为你知道它们是你抑郁时的症状，而非不可改变的事实。

矛盾的是，我们最坚信的想法往往最不可能是真的。例如，许多抑郁的人紧紧抓住诸如"我有缺陷""我不可爱""我永远不会成功"或"这个世界注定要有灾难"等信念不放。这些类型的想法是认知症状，在抑郁中出现的频率就像发烧是感染的症状一样。尽管患有抑郁症的人更倾向于相信这些消极的想法是真的，但这些想法和食欲或睡眠模式的改变等身体症状一样，都是抑郁现象的一部分。

测试一个想法是事实还是抑郁症状的一种方法是做试验。如果你暂时将这种想法视为事实，它会带来治愈与平和，还是痛苦与折磨？如果你的想法会导致抑郁恶化，那就是一个很好的线索，其与抑郁本身有关，而非一个实际的事实。你不需要问任何人，只需要问你自己："思考这个想法后我感觉如何？"

如果你很难接受你的想法实际上不是真的，那是因为你很难只把它看作一个想法。测试一个想法是不是事实的另一种方法是询问这个想法是否经常重复。如果是，那么，这是另一个很好的线索，说明它是你所构建的故事的一部分。一旦你意识到这一点，就会惊讶地发现它的力量是如何减弱的。它往往会失去对你的控制。

许多人审视自己的想法时，会为真理与判断的概念所困扰。如果有人说"我很胖"，而且实际上也很胖，那该怎么办？是的，这是事实，但在抑郁症的状态下，这通常是思维迅速转向挫败的情况——"对此我无能为力"——且情绪会恶化。对于肥胖的人而言，从正念的角度来看，他可以远离自己超重的想法，这将使他做出巧妙的反应——在这种情况下，他可以摆脱注定要肥胖的无助状态，转而寻找对他有效的饮食和锻炼计划，判断让步于自我同情的行动。

抑郁往往会导致一连串负面想法。使用正念并观察你的头脑正在产生这些想法，可以让你开始改变与它们的关系。例如，感觉自己像个失败者时，你可能会说："又是那种失败类型的想法。"这样你就能放下它或者减轻它的束缚。

在一个案例中，一名女性描述了她在被解雇几年后感到沮丧，因为她好争论。事实上，在正念课上，她也经常和别人争论。老师鼓励她在冥想中观察自己争论的想法，并试着放下这些想法，注意自己的感受。她这样做时，注意到自己感到非常脆弱。她意识到这种感觉上的脆弱与她童年的一些往事有关，但她不再像小时候那

样无助。她逐渐能够改变自己好争论的风格，更好地专
注于当下。

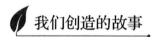 ## 我们创造的故事

　　一家知名冥想中心的冥想老师曾无意间患上抑郁症。
他描述了他在外面的冥想中心主楼前进行的行走冥想。
他会来回走动，边走边注意从脚到臀部的感觉。他走神
时，他会注意到走神，并将注意力带回下肢。在他做这
件事时，一位来自西藏的德高望重的喇嘛正在参观冥想
中心。老师来回走动时，他碰巧抬头看见喇嘛从二楼窗
户看着他。

　　老师继续来回走动，不时抬头看看喇嘛是否还在窗
边。喇嘛继续看着老师进行行走冥想，老师开始纳闷他
是否做错了什么："他为什么这么关注我？我是不是哪里
做错了？"最后，在45分钟的冥想结束后，老师走进教
室，来到二楼去见喇嘛。他发现他看到的根本不是喇嘛，
而是一个衣架，他从地上看误以为是喇嘛在看着他，挑

剔他冥想的方式。

你看，即使是最有经验的冥想者也可以创造一个虚假的故事来解释他的感知。这就是我们的头脑所做的——编造故事。这有助于我们理解周围正在发生的事情，让我们感到安全，有时这非常有用。问题是，对于患有抑郁症的人来说，我们的故事很可能是负面的，不能准确反映现实。

你是否注意到自己经常选择一部和以前看过的电影类似的电影？你可能会被戏剧片、动作片、爱情片、喜剧片或惊悚片所吸引。

在现实生活中，我们也往往按照熟悉的主题来编造故事。例如，在抑郁中，我们可能认为有人会背叛或拒绝我们。我们可以想象有人会发现我们是有缺陷的。我们有一种倾向，好像我们选择的主题是真实的，却忘记了我们已经把自己的主题带到了派对上。同样，我们可能会与同事或恋人互动，就好像他们是老电影里熟悉的情节里的人物，却未意识到这些戏剧是我们自己写的。

　　我的一个小组中一名 45 岁的男性谈到了这样一个事实，他永远也找不到一个令他满意的恋人。他总是觉得与他交往的女人背叛了他。他还讲了一个他十几岁时的故事，当时他和继父、母亲在厨房里争吵。继父打了他的脸，将他打倒在地。他的母亲走出厨房，几个小时都没有回来。这个男人从未忘记遭到母亲背叛的感觉。

　　他的正念加强时，他开始从这个故事中看到对母亲行为的不同解释，这个故事产生的影响一直持续到他成年。也许他的母亲试图通过离开来平息事态（无进一步的暴力）。也许她自己太害怕了，以致她无法忍受待在厨房。无论这个案例的事实如何，他多年来的背叛故事只是有一定的可能性。他开始回顾他和交往过的女人的关系时，他能看到除察觉到的背叛之外的其他可能性。

　　另一位客户是一名 35 岁的女性，她经常确信自己会在与男性的关系中遭到拒绝。她预料到了这一点，甚至在见到他们后不久，她就会做出反应，好像自己已经被拒绝了。

她开始练习正念时，开始意识到遭到拒绝的想法不是事实或可能发生的事情，而是一种想法——一种源于她十几岁时在第一次正式关系中经历的失望。她有了新的交往对象，并将自己的自动想法与对可能发生的事情更分散的看法进行比较时，这一点对她来说变得明显起来。例如，她去约会，她的约会对象看了看手表，这可能是因为他想知道时间，而非因为厌倦她想快点结束约会。

你可能会认为你的消极想法就像一台总是开着恐怖频道的电视，这个频道的输入有一种方式来渲染你所有的体验。但意识到这是恐怖频道，且还有其他的选择可以改变。做出改变需要勇气，因为最初的频道可能在生命中更早的时候就扎根了，太熟悉了。事实上，你可能无法改变频道，但正念为你提供了改变与频道的关系的机会。同样的节目可能正在上演，但你不必太在意。它们可以退居幕后，这样，不愉快的想法就不会占据你生活的中心。

先有鸡还是先有蛋？

当然，有时是消极想法导致抑郁，但我们抑郁时，我们往往会变成制造消极想法的机器。我们的许多消极想法都源于抑郁症状态本身。例如，你感到压抑时，常常会想到"我在某些方面根本是有缺陷的"。然而，如果你能回忆起不那么沮丧的时候，可能会记得那时并不觉得自己有缺陷。这清楚地表明，这种信念不是事实，而是来自抑郁的消极想法。

我们的想法和信念因情绪而异。抑郁对思维的影响是，我们相信某些事情是具体的事实，但这些根本不是事实，无论它们看起来多么真实。我们在心理学试验中发现，消极情绪诱导，如听忧郁的音乐或看灾难图像，可以深刻影响产生的想法类型。我们的头脑很容易受到影响，消极想法是抑郁的常见表现。

一名女性变得如此绝望，以致她认为应告诉精神科医生放弃她。一旦她开始用心探索自己的想法和感受，就感到有了进步。这花了她几个星期的时间来练习，但她最后终于能做到改变自己与抑郁的关系。事实上，她开始称抑郁为朋友，因为她意识到这是在提醒她注意一种从未面对过的生活状况。她一直深陷在一种虐待性恋情中，并认为对此无能为力，而事实上，有许多可供选择的行动方案。一旦她对自己的抑郁有了一个分散的看法，就唤醒了对生活的认识。一旦她意识到这一点，情绪就开始好转。

 正念如何发挥作用？

尽管关于正念如何发挥其作用有相当多的讨论，但似乎有几个重要的潜在机制。

一是它让你有能力、有意识地集中注意力。将注意力集中在某个特定的兴趣点上，可能会对情绪产生有益的影响。例如，专注于身体感觉、声音或你的想法（仅仅是想法）可能有助于缓解抑郁。

二是它打断了沉思。在我自己对抑郁个体的研究中，经过八周的正念训练后，沉思水平显著下降。在抑郁中，人们有高度的沉思水平，通常集中在过去和遗憾上。因为你不能回到过去重新再来，这样的沉思只会导致失望。这就好比希望拥有更美好的过去，却没有认识到过去已成定局。有些人仍在努力纠正过去以产生不同的结果，却未意识到这是不可能的。

正念也给了你更巧妙地回应自我批评想法的工具，而不仅仅是任其摆布。

一种工具是给批评者贴上标签："啊，你来了，我这位喜欢评判的老朋友，又在发表你的评论了。"一旦你注意到这些评论，就可以试着加入一些幽默或讽刺："如果没有你的评论，我不知道我会怎么做！"

另一种工具是记录下你一天内有多少自我批评的想法。一名女性这样做了，并报告说她有几百个。她意识到由于有了这种内在的旋律，难怪她对自己的感觉如此糟糕！

想象一下批评性的想法像云一样飘过你的意识，直至它们从视野中消失。随着你对这种方法的经验越来越丰富，批评性的想法可能会变得更像背景噪声，而非占据意识的前沿。

还有一种常见的正念机制是去中心化，这包括能够站在我们的想法之外，冷静而清晰地看待它们。其存在若干种形式。观察你的想法并意识到你正在拥有它们，是去中心化的一个例子。将"我毫无价值"这一短语重新定义为"我认为我毫无价值"，就是一个去中心化的例子，这导致立场发生戏剧性的转变。你对这种想法的绝对自我谴责较少。

即使观察到自己处于某种情绪或感觉状态，也可能会很有效。例如，从"我很沮丧"的想法转换到"我有一种沮丧的感觉"会给你一定的自由来决定打算如何应对这种情况。从更远的地方观察你的想法和感受，它们会变得不那么引人注目。雷蒙娜·凯塞尔及其同事已经证明，正念促成的这种去中心化与抑郁的严重程度降低有关。

想法不是事实，包括那些似乎是事实的想法。在抑郁中非常常见的批评性想法可被视为"批评者的频道"或批评的声音。下一次，你的思绪游离到诸如"我是一个糟糕的人""我是一个失败的人"或者"我是一个糟糕的冥想者"之类的想法时，试着将这些想法重新定义为仅仅是你内心的批评声音，而非对事实的绝对判断。

🌱 基本正念：身体扫描

冥想时，心灵经常会走神，理解这是心灵的一种自然属性可以帮助你对自己变得更温和。例如，声音经常分散心灵的注意力。处理这种情况的一种方法是，注意到心灵对各种声音做出反应时是在走神，并利用这种识别将你的注意力转移至关注对象上，例如你的呼吸。

以下冥想，你可以躺着或坐在椅子上进行，尝试这两种姿势，看看哪种更适合你。

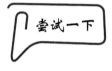

身体扫描

◉ 要么坐在椅子上，要么躺下，选一个舒服的姿势。

◉ 你准备好的时候，慢慢闭上眼睛，如果你觉得这样做很舒服，或者轻柔地凝视前方。

◉ 从注意力集中在通过鼻孔进进出出的呼吸开始。感受呼吸，然后注意跟随呼吸通过上呼吸道，然后向下进入胸部和肺部。感受每次吸气时胸部和肺部的扩张，每次呼气时胸部和肺部的收缩。然后转移至其他部位。

◉ 将当下的注意力转移至腹部。选择腹壁上的一个点，注意呼吸的循环如何在那个点产生感觉。你可以感觉到腹部随着每次吸气而上升，随着每次呼气而下降。这是由于横膈膜呼吸，其中横膈膜随着每次吸气向下移动，随着每次呼气向上移动。

◉ 现在将注意力转移至左脚脚趾上。注意那里有什么感觉，如潮湿、温暖、凉爽、刺痛。只要注意那里，然后将意识扩展到包括左脚的脚底和脚跟。注意脚与你可能躺着的地板或垫子的任何接触点。

◉ 下一步将意识扩大到整个左脚。感觉呼吸在你集中注意力的身体部位进进出出。

◉ 然后将注意力转移至左小腿。

◉ 注意那里存在的一切——接触点、肌肉感觉——只要注意那里有的东西。

◉ 将注意力转移至左膝，注意那里存在的一切，如关节感觉、疼痛或麻木。

◉ 将注意力转移至左大腿。注意那里的感觉，尤其是大腿的大肌肉。是否有接触点和压力感觉？

◉ 然后将注意力转移至右脚脚趾。注意那里的感觉，如刺痛、麻木、凉爽、温暖。

◉ 然后将意识扩大到包括右脚的脚底和脚跟。感受那里有什么。

◉ 然后将意识扩大到整个右脚。注意那里的感觉。

◉ 将注意力转移至右小腿，感受那里存在的一切。你观察时，只要注意到那里存在什么，不要有任何判断或评价。

◉ 然后将注意力转移至右膝，注意那里存在的感觉，如关节感觉、疼痛或者呼吸。

◉ 将注意力转移至右大腿，注意那里的感觉，也许是温暖、肌肉感觉、与垫子或椅子的接触点。

◉ 然后将注意力转移至臀部和骨盆，注意那里存在的一切。

◉ 然后将注意力转移至后背下部，注意那里的感觉。有时，那个区域会使脊柱旁边的大肌肉处于紧张状态。看看你是否注意到了这一点，不要试图以任何方式改变它。只要注意它是否存在就行了。

⦿ 然后将注意力转移至后背中部和上部，注意那里有什么，如接触点、压力感觉或肌肉紧张。

⦿ 然后将注意力再次转移至左手手指和左手，注意那个区域存在的一切，如刺痛、麻木、压力感觉、凉爽或温暖。

⦿ 之后，将注意力转移至左手腕、前臂和肘部。注意那个区域存在什么，如关节感觉、压力感觉、肌肉紧张，接受存在的一切。

⦿ 然后将注意力转移至左上臂和肩膀。注意那里有的东西，如关节感觉、压力感觉，接受存在的一切，不要试图改变它，只是观察。

⦿ 然后，将注意力转移至右手和右手手指上。注意那里有什么，如刺痛、麻木、脉动。只要注意那里存在什么，并接受它的本来面目。

⦿ 然后，将注意力转移至右手腕、前臂和肘部。注意那里存在的感觉，如接触点、压力、肌肉紧张或关节感觉。

⊙ 然后将注意力转移至右上臂和肩膀。注意肌肉感觉、温度感觉和关节感觉。

⊙ 然后将注意力转移至颈部和肩部。注意颈部脊柱旁边是否有肌肉紧张或放松。接受存在的一切，不要试图改变它。

⊙ 然后将注意力转移至头皮上，注意是否有任何接触点或受压区域，以及面部细小的肌肉是否松弛、无力或紧绷。

⊙ 然后将注意力集中在鼻子上，感觉通过鼻孔吸气和呼气。

⊙ 留意鼻孔顶端进进出出的气流。注意，从鼻孔流出的空气比流入的空气更温暖。

⊙ 你准备好时，将注意力转移至房间。

你在冥想的时候注意到了什么？对一些人来说，在身体扫描过程中睡着并不罕见，但其他人惊讶地发现，在他们注意身体的不同部位时，经常会思绪飘荡。冥想时思绪飘荡，我们的思绪都会飘荡。

身体扫描旨在将注意力集中在身体的感觉上，但注意到何时思绪飘荡也是冥想的一个重要部分。在这种情况发生时，恭喜你自己注意到了思绪偏离，然后将注意力拉回来。从本质上来说，注意到你的思绪已经偏离是一种成就。许多人有这样的误解：在冥想中，你必须将思绪锁定在一个点上，如果它不停留在那里，你就没有在正确地冥想；事实并不是这样。正念指专注于一个特定的关注对象，但要知道你的思绪可能会偏离，然后注意到这一点，以一种温和的方式将你的注意力拉回到这个对象上。

有时抑郁症患者对冥想的反应方式与他们的疾病有关。例如，尽管任何学习一项新技能的人都可能会质疑自己是否做得"正确"，但如果你抑郁，你可能会确信自己做得不对，更重要的是，你会认为自己将来无法学会如何去做。这基于一个错误的观点，即认为冥想需要一个正确的方式。

每次进行冥想时，就像其他人一样，你会拥有不同的体验。

俗话说，人不能两次踏入同一条河流，因为人第二次踏入这条河时，水流已发生变化，且人总会有新的体验。这对于正念冥想是完全正确的，尤其是在进行身体扫描的时候。在你进行冥想时，你可能会注意到思绪在那一天多么自由地偏离，而在另一天，在你尝试进行冥想的时候，思绪却没有那么偏离了。这完全正常。如果你认为你做得不对，或者你有所欠缺，这种想法很有可能是抑郁的表现。关键不是你的思绪是否从关注对象偏离到其他的想法或感受，或者你是否睡着了。重要的问题是你如何回应你注意到的想法。

偏离的想法提供了一个极好的机会来练习改变你和自己的想法之间的关系的技能。例如，如果你在进行身体扫描时有这样的想法，即你在这期间比其他人有所欠缺，你可以把它标为"评价想法"，然后将注意力拉回到关注对象上，而不去与这个想法纠缠。换言之，如果你注意到你有这样的想法，你可以让自己放开它，将注意力拉回到对象上，无论你当时在专注于什么身体部位。通过这种方式，你开始培养放下想法的技能。事实上，没有人能在思绪不偏离的情况下进行身体扫描。在你思绪偏离时，你可以以一种富有同情心的方式重新定向注意力。

冥想提供了一个很好的机会来观察思绪偏离的方式。有一种方式可以帮助你重新定向注意力，那就是标记分散注意力的想法。例如，如果你开始有一个计划的想法，你需要在一天的晚些时候做什么，你可以将它标为"计划想法"，将其归档，并将注意力拉回正在关注的身体部位。如果注意到你对已经发生的事情产生担心的想法，可将其标为"担心想法"或"反省"，然后让它过去，同时将注意力拉回原来的关注点。

你可能会偶尔注意到你在进行身体扫描时会瘙痒。瘙痒感觉非常强烈，你通常有一种想要抓痒的冲动。在抓痒之前，可用正念之光照射它，注意是什么样的感觉，如刺痛、麻木或发痒。在你注意到这些感觉时，你可能会有这样的想法："这是一只爬在我身上的虫子，我必须把它赶走吗？"或者"这是不是意味着我得了皮疹？"

从这个意义上说，这种瘙痒非常类似于一种压抑的想法，这种想法通常非常强烈，尽管它可能很短暂。例如，如果你认为参加社交活动会以灾难告终，你可以待在家里；实际上你是通过避免一个看似危险的情况来"抓痒"，因为你相信你的想法就是事实。但就像瘙痒一样，想法并不要求你做出特定的行动。

将你的情绪看作单独事件，例如瘙痒、疼痛或其他身体感觉，可以开始改变你和它们的关系。这样做会影响你的思绪，从而避免产生抑郁倾向。此外，这可能会削弱你需要立即尝试获得缓解的感觉。如果在过去某一天醒来时脖子疼，你很可能不会觉得必须采取特定措施来缓解。将抑郁情绪看作类似的精神或身体症状有助于防止责备和自我批评；就像你不会因为脖子疼而批评自己一样，你也不需要因为你的想法而批评自己。这并不意味着没有任何痛苦，但正念可以让人看到痛苦的本来面目，而不需要阐述。

放弃以某种方式修复自己的尝试，这样你就永远不会因感到瘙痒或疼痛而背上沉重的负担。

培养容忍这种状态的能力而不认为必须修复它们，可能是一种解放。例如，在你冥想时，你可能会意识到自己在反省。"啊！我又在那里反省了，那是我抑郁的一部分。"然而实际上你可以拥有一些力量来决定是要继续反省还是将注意力转到其他地方，如回到你的呼吸上。

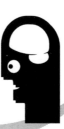

Part 2

正念引导你重塑自我

Chapter 1

你的意识并非总是你的朋友

　　心灵倾向于做它特别擅长的事情：思考、解决问题、担心、判断和分析。但这些事情往往不符合你的最佳利益。这有点像从网站或报纸上阅读一篇文章，写的内容可能不准确。如果抑郁，记忆和想法偏向消极，这会削弱你解决问题的能力。这些因素可能导致产生误解，做出不准确的评估和不适当的决策。

　　卡罗尔走在大街上，看见一个朋友在街的另一边朝反方向走着。卡罗尔向他挥手，但没有得到回应。卡罗尔感到被拒绝，非常沮丧。直至后来，卡罗尔才知道朋友当时正为一些生活中的麻烦事犯愁，因而没有注意到卡罗尔。

比尔认为自己无法完成马拉松。在参加了一个特殊的训练课程后，他才意识到自己可以完成。

山姆想拒绝升职，因为他认为老板是存心让他以失败收场，而非相信他有能力驾驭新职位。这可能会对他的职业生涯产生严重后果。

处理以上这类想法的关键是尝试决定这些情况是事实还是只是想法。正念给你空间，让你从多个角度看问题，无须进行判断。然后，你可以决定如何巧妙地应对这些情况。你可以用两种方式来评价你的想法：一是在你收集更多数据来评估一个想法是否合理时，不要对它采取行动；二是问问你自己在思考它时的感觉，如果你感到更沮丧（例如，"是的，我的朋友们真的不喜欢我"），那这种想法很有可能是由抑郁驱动的。

有一次，我在教一个冥想的初级课程。一位女士说："我不能像这里的其他人一样冥想。"这是刚开始冥想的人最常见的想法之一。然后，小组中其他几个成员也表达了类似的想法。我询问了他们产生这种想法的原因，评估后发现，很明显这种想法更多的是基于抑郁的批评声音，而非事实。因为没有一个成员有过冥想的经验，所以很难期望任何人比其他人"更好"。此外，实际上在冥想中没有竞争；没有在篮球或高尔夫球比赛中那样的得分。正念冥想更多的是关于当下，而非关于做得比别人更好或更差。

因此，这位女士认为自己在冥想练习中比其他人更差，这是珍贵的一课，可以看到她的心灵是如何产生对她不必要的消极想法的。她可以开始标记这些想法，而且可以将注意力拉回一个中性的对象，例如她的呼吸。

同样重要的是，在她能够认识到这些想法是什么的时候，她就不会觉得必须做些事情来应对这些想法，例如退课。

心灵的工作方式

想法不是事实，那些看起来最强烈的想法甚至比其他想法更远离事实。如果你能注意到想法只是想法，是转瞬即逝的心理事件，那么，它们就不会让你觉得必须做出反应。

心灵的运作方式让我想起了我成长过程中的一个好朋友多恩。他是一个好人，心胸宽广，愿意为朋友做任何事。但他的行为模式总是表现得很夸张，我们朋友圈里的每个人都知道这种模式是他行为的一部分。事实上，如果有人说了一些让人难以置信的话，我们会开玩笑地说："谁告诉你的？是多恩吗？"他的思维方式有很多好的特性，但经常夸大其词。他可能不知道自己夸大了事实，但还是在这样做。事实上，他最明确地提出的观点很有可能是错误的。

以汤姆为例，他对一个没有回复电子邮件的同事很生气。他的内心非常强烈地告诉他，他正在被错待或被拒绝，但正如我们所见，如果你用一个更谨慎的角度来看，还有其他的可能性。也许这封电子邮件被放入了垃圾邮件文件夹，在这种情况下，没有回复是因为这位同事根本没有看到这封电子邮件。也许这位同事因为当前的生活问题晕头转向，以致根本没有办法去回复。也许她只是没有注意到这封电子邮件。

在汤姆开始从更广阔的角度看待这些可能性时，他的情绪发生了巨大的转变。他意识到关于邮件的想法只是想法，事实并不一定如他所想。

尽管他对同事没有回复邮件感到非常沮丧，以致考虑切断未来与同事的所有沟通，但他现在意识到，如果他继续相信自己最初的想法，事情可能会以灾难性的方式结束。相反，他用别的途径联系到这位同事，在得知她的电脑有问题后，他感觉这样做很明智。

你通过正念学习的技能是观察你的思绪，而不介入其中。我们将在下一章中讨论更多关于观察过程的内容，但现在，试着去认识你的思绪。比如，"啊！我的心灵在播放抑郁故事"或者"啊！我的心灵在预测灾难"。在你能熟练地观察这些过程时，不要期望你的心灵会停止产生消极的想法或感觉——心灵往往有自己的偏见，就像某些电视台的新闻报道一样。你只是尝试改变你和想法的关系，让它们变得更轻松。记住，仅仅因为想法就在那里，并不意味着你必须关注它们或者必须因为它们而采取行动。

有时候，我们的想法会让人感到欣慰，特别是因为其中的很多想法如此熟悉，而且往往是第一次与我们生命中的重要人物一起出现。但如果一个想法产生了不愉快的感觉，那你的心灵很可能对你不太友好。

我们在加州大学旧金山分校教授的一堂正念课上举行了一次聚餐来庆祝八周课程结束。在开始享受美食之前，我们让每个人躺在瑜伽垫上，进行身体扫描。

一位女士举例说明了心灵的声音产生批评想法的倾向。她描述躺下进行身体扫描冥想，并注意到她闻到了一股强烈的气味。她首先想到的是："我觉得我有脚臭，也许这会影响到其他人。"

然后她继续描述接下来发生的事情："在变得更加尴尬之前，我注意到我躺在一张桌子旁边，上面有某人带来的奶酪。不接受我的第一个想法是事实让我意识到它根本不是我的脚！体验是一样的——那是一种气味，只是一种气味——但我最初把它标为'我的脚臭'。在我远离那个想法时，我就能察觉到情况的真相。"

🍃 时间扭曲

心灵在抑郁中还有其他作用。它不以时间角度来看待，例如，你可能会想："我会永远陷入这种抑郁状态吗？"你倾向于忘记先前从抑郁中恢复的经验，并认为你将永远停留在抑郁的状态中。如果你不认为这只是一个想法，就很容易接受这样的想法。心灵倾向于认为不愉快的状态会永远持续下去，事实上，预计随着时间的推移，它们会变得更糟。当然，这种消极的期望和抑郁的想法往往会放大抑郁状态。

这种期望在许多类型的疼痛中很常见。人们会说，"我受不了了"或者"永远都不会好起来"。这既适用于身体上的疼痛，也适用于情绪上的疼痛，例如抑郁和焦虑的疼痛。研究和我的临床经验显示，在一段时间的治疗期间，实际疼痛值与预期疼痛值不同。下图说明了这一点。

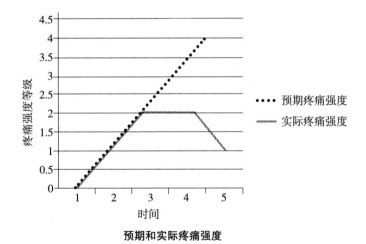

预期和实际疼痛强度

在你将注意力集中在疼痛上时，你会发现疼痛实际上是波动的，即使它处于最糟糕的水平。此外，如图所示，疼痛往往会随着时间的推移而趋于平稳或减少，而非无限增加。即使最初的刺激未减轻，与疼痛相关的痛苦也会减轻。例如，接受惊恐障碍治疗的人了解到，即使恐慌发作可能会持续，但对此的反应也会改变。在这种情况下，对恐慌发作的恐惧也减少了。

心灵有自己的程序

我们看到心灵随机产生想法，在你抑郁时，这些想法通常是消极的。你的心灵对你并不总是友好的，这尤其适用于你最坚信的想法。如果你走在街上，一个陌生人对你说了侮辱性的话语，这比你在乎的人说同样的话更容易被忽略。

在许多情况下，进入意识的批评或消极想法可能源于过去重要的人，如批评式父母。基于正念的认知方法的优点在于，无论你是否真的能认出这个人可能是谁，你都会意识到这些想法仅仅是精神事件。它们不是来自当下真实的人，也不需要被接受为合理的事实。

还记得之前的案例主人公汤姆吗？他曾考虑过切断与未回复他电子邮件的同事的所有联系，但在他走出来从更广阔的角度看问题时，他可以看到同事没有回复邮件的其他可能原因，他很高兴自己没有按照最初的想法采取行动。

这是重点。在你的心灵告诉你用某种方式解决问题时，例如，由于电子邮件问题切断关系，你不必马上遵从于它，无论它喊得有多刺耳。自我审视可以意识到心灵在喊出它的想法，你可以选择不参与心灵产生的关于电子邮件的故事。你的心灵可能会继续说出它的想法，但观察者的位置能给你前所未有的自由，你可以将自己移到自我审视的位置，这个位置提供了更巧妙应对的空间。在那里你可以观察心灵，平静地做出反应。

依靠自我审视

自我审视可以帮助你看到心灵产生了什么想法，并评估你的身体和情绪感受。然后，你就能对自己和他人产生同情心。

有一次，我在进行身体扫描冥想时，我的思绪一直偏离到一个工作场合，在那里我对与同事的互动感到焦虑不安。我的心灵一直想让我重现这种互动，拉走我对呼吸和身体部位的注意力。经历这些时，我意识到我的同事不是我真正在意的人。我心想："我为什么要相信这个声音？"一旦我远离这个声音，我就能放开它，更容易将我的注意力拉回到身体上。

我们听到的反省的声音是我们在抑郁中分散注意力的想法的持续来源，但它们可以随着我们改变与它们的关系而改变。例如，一个人在与权威人士的关系上有困难，他一直觉得自己受到了批评或羞辱。但随着他越来越远离这些想法，他开始能够将这些想法仅仅看作想法。事实上，他说："这就像是我在一遍又一遍地看同一部电影。"在他让批评或羞辱的磁带消失在背景中后，他开始与生活中的权威人物有了不同的关系。

"客房"是八百多年前苏菲派诗人鲁米写的。如你所见，管理不愉快的情绪和精神状态的探索已经进行了很长的时间。正常人倾向于回避不愉快的经历，但鲁米提倡欢迎它们。接受这种状态而非回避这种状态，可能会导致在应对情况时有更大的灵活性。

客　房

人生就像一间客房。

每天清晨都有新的客人来访。

喜悦、沮丧、卑鄙，一些意识的瞬间就像一个意外的客人。

欢迎并招待每一位客人！

即使他们是一群悲伤之徒来扫荡你的客房，将家具一扫而空，然而你依然要照顾好每一位客人。他或许会为你打扫，并带来新的喜悦。

如果是阴暗的想法、羞耻和怨恨，你也要在门口笑脸相迎，邀请他们进来。

无论是谁，都要心怀感激，因为他们中每一位都是远方派来指引你的向导。

如果我们期望通过冥想阻止心灵产生消极想法，我们会对自己的局限性感到失望。我们的思绪会飘荡，而我们尝试控制它们，会让它们更想偏离。事实上，试验显示，压制想法的做法实际上强化了这些想法。如果你想压制一个想法，实际上你必须"推开"这个想法，这样做会强化你尝试压制的想法。

例如，路易丝最初开始冥想练习，学习如何停止引发焦虑的想法。她很快意识到，尽管她希望消极想法完全停止，但它们永远不会停止。相反，她在冥想中学会了不必太关注它们。这些想法可能就像收音机的声音，音量调低了，所以这是背景中的噪声，它们不一定会干扰你的功能、目标或人生价值观。在你的心灵产生消极想法时，就像所有人一样，你现在能够以不同的方式与这些想法联系起来。你将不再需要抓住抑郁的想法；相反，你可以让它们消失在背景中。

在许多情况下，我们的心灵往往对我们并不友好。我们的心灵总是尝试解释事件。这就是我们的心灵所做的和为之构建的：尝试组织和理解信息。人类需要尝试概念化正在发生的事情，并从小就建立假设。例如，一个婴儿看着页面上的黑白图案时，它们就是这样出现的，就像黑白区域一样。但在很短的时间内，蹒跚学步的孩子就能够辨别黑白区域、识别字母和单词。

同样，我们都将事件和信息片段组织成我们构建的故事。这通常很有用，但并不总是如此。在我们不理解某事时，我们仍然尝试组织故事来填补空白。我们编造故事、情节和主题。在抑郁情绪中，这通常基于我们的感受。我们的情绪状态会产生消极想法，就像消极想法会产生抑郁状态一样。

实际上你可以后退一步，观察你自己产生的想法。用爆米花机的比喻，你可以监测下一次冥想中冒出的核心（想法）。

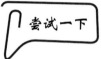

观察自己的想法

- 闭上眼睛，专注于呼吸一分钟左右。

- 一旦你的心灵稳定下来，注意接下来几分钟内出现的会让你的注意力从呼吸上分散的想法。问问自己："你在想什么？"注意出现了什么想法。

- 再次问自己："你在想什么？"看看有什么想法。

- 然后把你的注意力拉回到房间。

自我审视是注意你想法的自我。那个自我在看着你思考，看着你的想法出现。自我审视会注意到你在想什么和感受到什么。你可能会说："我注意到我的心灵有一个关于'填写主题'的想法。"你也可能会说："我注意到我的心灵产生了抑郁的想法，然后改变了我的情绪。"

Chapter 2 1

想法不是事实：
如何与自我审视交朋友

如果你的心灵不断冒出消极的想法和故事，那么你能相信谁呢？作者埃克哈特·托利对这一概念进行了精彩的阐释。在《当下的力量》中，托利描述了他人生中有自杀想法时的低谷。他想："我不能再独自生活了。"但后来，在一个异常清晰的时刻，他意识到事实上有两个自我：抑郁的自我和观察抑郁的自我的存在感或"存在性"。这种认识带来了一种明显的平和感。这种观察存在是自我审视，它注意到你在想什么或感受到什么。

心灵产生想法、判断、分析、感觉和对五种感觉的感知，自我审视可以看到这些。还记得我偏头痛时用正念技术做的试验吗？我开始冥想，想象自己有偏头痛："斯图亚特有偏头痛。"转换到观察者模式立即减轻了我的痛苦和我正在经历的疼痛。

正念认知疗法团队中的某个人曾经把自我审视标为"一种低头看着正在发生的事情的裁判"。另一位女士说，在她转换为自我审视时，在与他人互动时，她的愤怒情绪和判断会减少。

她还发现自己在互动中记分数的次数要少得多，因为没有显示分数。所以从记分数转换为不记分数让她感觉更好。

评估消极想法

在试验研究中，抑郁症患者更容易注意到愤怒或悲伤的表情，而非呆滞或快乐的表情。此外，抑郁症患者倾向于难以回忆起特定的自传记忆，除非是以一般和消极的方式。例如，他们将许多不同类型的事件归为"失败"类别，而非看到事件之间的个体差异和细微差异。简而言之，感到抑郁的人有消极倾向。

你的自我审视意识到出现消极想法时，你就已经准备好进行评估了。以下是这些想法的一些例子：

事情最终会变成一场灾难。

表现出任何软弱的感觉太糟糕了。

如果我感到悲伤，那就太可怕了。

我是一个坏人。

我不应生任何人的气。

我不应犯错误。

他／她离开我是因为我一无是处。

你会注意到这些想法是判断、评价、意见——而并非事实。它们是跳到负面结论和非黑即白的思维的例子。它们是基于某种难以达到的绝对标准的负面想法。这些想法受到了一位内心批评家的强烈影响。

你处于抑郁症中期时，很容易将这种想法和事实混淆。偏离这些想法能让你处于正念视角，使你在如何回应这些想法及其相关感受方面拥有更大的自由度。

询问自己，你在审视的是一个想法还是一个事实，这是一个探究你内心坚定信念的简明工具，利用这个工具，你经常会得出令人惊讶的评估结果。鲍勃在青少年时期有过一次经历，一名男子试图骚扰他。在发生身体骚扰之前，他就跑开了，但他离开时还是很想知道为什么他会成为那名男子的目标。他感到羞愧，认为自己是个弱者，并质疑自己的男子气概。他感到痛苦，并确信自己在某些方面有缺陷。后来，他与权威人物的关系出现了一系列问题，原因是他认为自己不够格。

他上正念认知疗法的课时，开始意识到他的不足感实际上是一种认为自己不够格的想法。然后，他开始挑战自己的一些想法。他认识到他对自己的信念不一定是真实的。

坚持这些信念使他陷入了令人失望的境地。而如果放弃这些信念，他就有可能发展更有回报的关系。实质上，他意识到自己一直因为一次创伤事件，而以不够格的错觉看待事情。他最终能够以自怜的态度看待自己所遭遇的事件，并意识到作为一个十几岁的男孩，他已经尽可能地处理好了这件事。

在抑郁中，会产生一种普遍信念，认为自己在某些方面不够格、一无是处或有缺陷。你坚持哪种信念？

我相信你认为这个信念是真实的，但这正是我们要研究的。询问自己："你有什么证据来证明这个信念？"然后询问自己："你有什么充分理由可以继续坚持这个信念？"这个阶段的挑战是，如果你已感到抑郁有一段时间，那么，你可能有相当多的明显证据来证明你的负面信念。这就是去中心化发挥作用之处。想象你的信念附在天空的一朵云上。在这种情况下，天空就是你的意识。让云飘浮在你的天空中，直至消失。然后注意你的感受。丢掉该信念的感受如何，哪怕只是暂时的？

投入你的自我审视时，你可远距离地观察你的想法

和情绪。这可帮助你理解，你不只是一个患有特定疾病
（如抑郁）的人。即，自我审视能让你更加灵活地看待
自己。

自我审视的特征

自我审视在不同的哲学和宗教中拥有多种名称，如
慧心、本我、大我等。佛教教徒用另一种方式来概念化
自我审视与心灵的关系。在佛教中，人们有六感：眼识、
耳识、鼻识、舌识、身识、意识。例如，心灵产生想法，
而不断产生想法是心智的本性，就像其他感官不断与环
境相互作用一样。

在某种程度上，想法就像我们观察世界的镜头。有
了正念的观察能力，你可以意识到想法就像沸腾的锅表
面冒出的气泡。

你可以开始注意到，广泛的想法浮现在锅的表面，
你不必特别拘泥于某个想法，而只需要在它们浮现后进
行观察。

从此视角出发，你可以感觉到生活中相互作用和关系的新可能性。而矛盾的是，由于你将放飞先前占据脑海的想法，将注意力引向你希望之处，因此你可能会开始有某种控制感。你将重新连接你的大脑，因此你不会深陷旧模式中。在后面的篇章里，我们将讨论一些大脑实际出现的变化。

各种形式的冥想可能有助于说明自我审视的概念。乔恩·卡巴·金描述了一种冥想：不论是坐着还是站着，个人都承受着一座山的负重。个人想象着季节的流逝，各种风暴和天气要素冲击着山的表面，但山底下的核心仍然是坚固的，不受山的表面所发生之事影响。同样，自我审视可视为我们自己的核心。它坚固、稳定、静止，能感知，但不受其表面想法和感受的影响。它从偏离中心的视角观察心灵的创造。有了正念，我们不否认抑郁的存在，而是从一个坚固的观察视角来观察其影响。

安娜·斯沃尔的诗"我和自我"完美地阐释了自我审视和日常自我之间的关系。她表示，即使你可能很长时间以来一直在倾听抑郁带来的自我批评的声音，也有可能转向自我审视。

我和自我

有些时候，我比以往更清楚地觉得我和我的自我在一起。

这使我感到安慰和放心，使我振作，正如我立体的身体被我真实的影子激励。

有些时候，我的确比平时更清楚地觉得我的自我在陪伴着我。

我停下来在街角处左拐。但我想知道，假如我的身体向右行走，会发生什么？

现在没有发生什么特别的事，但问题并未解决。

观察模式，指从一种你试图获得成功或特定成就的行为模式转变为一种存在模式。在存在模式中，你不是试图去做或实现某件事，而是专注于此刻的存于当下，并注意存在的一切。令人惊讶的是，与将所有努力都集中在成绩上相比，这可能会为你带来更多的实际成就。

　　学习正念的人通常表示："我有太多事情要做，所以我没有足够的时间练习正念。"但正念其实并不需要花费更多时间。例如，如果你正在用餐，专注于品尝你的食物并不需要花费更多时间，尽管这意味着放弃同时看电视。如果你正在行走，以正念做这件事意味着注意这个过程，例如，注意你的脚和腿部或你周围环境的感觉；你将在相同时间内到达目的地。保持正念并不需要花费更多时间，而是需要更加关注当下时刻正在发生的事情。

　　以下冥想的目的不是走出一段距离，而是学习在行走时专注于你腿部的感觉。正念行走，即专注于在行动过程中出现的感觉，可能是一种特别有用的摆脱抑郁性反复思考的方式。你正在经历躁动或抑郁时，行走冥想是一种特别有用的解决方式。专注于身体的各个部位，可产生惊人的镇静效果，并让你对下肢功能有个新认识。

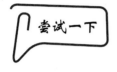

行走冥想

⊙ 在家中选择一个舒适的环境，你可在无任何障碍物的情况下行走十五或二十英尺。

⊙ 从双脚正中站立的姿势开始，将左脚抬向空中。注意重量是如何转移至右脚的。然后，你向前迈步时，将左脚放下，观察脚跟如何首先压向地板，以及脚掌如何逐渐接触地板。

⊙ 然后开始抬起右脚，注意重量是如何转移至左脚的。观察右脚如何离开地板：右脚跟抬起，右脚掌离开地板，脚趾帮助蹬离地板。

⊙ 继续缓慢行走。开始时放慢步伐将帮助你学习辨知自己的感觉，你可能会觉得有些不稳定，但这是因为你不习惯缓慢行走。

⊙ 如果你感到这样做足够稳定和舒服，即可间歇性地闭上眼睛。注意你行走时脚、脚踝、小腿、膝盖、大腿和臀部的感觉。

- 专注于下肢的感觉时，你可能会发现你的心智游离到其他感觉或想法上——甚至可能认为这是一种无意义的冥想。你注意到这种想法时，可以放飞想法，将注意力转回至肢体感觉上。这是正念的核心：有意将你的意识集中于当下时刻，并接受其原本的样子。

- 继续正念行走十至十五分钟。

Part 3

正念对抑郁症患者的情绪调节作用

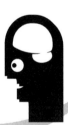

▶ *Chapter 1*
焦虑：抑郁的常见伴随症状

焦虑是抑郁的同床者。它们都从与时间的关系中获得力量，这意味着它们睡在同一张床上。患有抑郁症时，你会觉得好像生活中已经失去了某种东西，经常感到失落。如果你正患有焦虑症，你会觉得在未来的某个时刻将失去某种东西，而你会带着畏惧接近那个时刻。焦虑症通常出现在患有抑郁症的人身上。在我们的研究中，我们发现在患有临床抑郁症的人群中，75% 也患有焦虑症。也许你正在经历抑郁伴随的焦虑症。

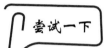

通过手指观察你的想法

◉ 闭上眼睛，开始观察你的想法。

◉ 将你的右手食指作为一个仪表，每当你想到未来时，将你的食指向右移动，然后移回正中位置。每当你想到过去，就向左移动，然后再移回正中位置。你想到当下时刻时，把手指移到正中位置。

◉ 在观察自己的想法几分钟后，睁开眼睛。

你是否惊讶于你的想法如此频繁地偏离当下时刻？同样重要的是，你是否注意到，下一个想法出现时，你是如何观察到你的想法出现然后消失的？这种实时观察到你的想法出现的能力是自我审视的一个特征。在短暂的冥想中，你可以看到你的想法中有多少与过去和抑郁性的主题有关，又有多少与未来和焦虑的可能性有关。

通常情况下，你很难判断先出现的是焦虑还是抑郁。默纳·韦斯曼及其同事研究了父母和祖父母都患有抑郁症的人的家谱。这些人在遗传角度上易患抑郁症。研究者观察第三代时，他们发现第一个出现的症状是焦虑，而非抑郁。仅仅几年后，临床抑郁就显现出来。我们目前知晓，抑郁状态下，大脑中许多极度活跃的区域在焦虑状态下也是极度活跃的，因此认为这两种状况之间存在显著重叠。尽管两者具有某些共同特征，但其可观察到的外观通常大为不同。

焦虑症

焦虑症存在多种形式：恐慌症、社交焦虑症、广泛性焦虑症和特定恐惧症。尽管不再被正式归类为焦虑症，但创伤后应激障碍和强迫症同样具有焦虑的特征。让我们简单了解下焦虑症的不同形式。

恐慌症始于恐慌发作。恐慌发作为限时发作，在这种情况下，你会经历心悸、出汗、呼吸短促、胸痛、胃肠道症状以及惧怕死亡或失去心智。事实上，对 40% 因胸痛到急诊室就诊的人而言，恐慌发作为其症状原因。你开始担忧恐慌再次发作，以致开始出于惧怕而回避某些情况时，恐慌发作会发展到一种紊乱的程度。

凯西在 18 岁第一次离家去上大学时开始出现恐慌发作。起初，症状呈间歇性，但对她而言，后来逐渐变得更令人不安。她感到心跳过速、出汗、面红和眩晕。起初，她因为惧怕心脏病发作而前往急诊室就诊。经过检查，她被告知心脏状况良好，但患有恐慌发作。然后她开始回避会出现恐慌发作的场合，比如在人群中，又如在教室。但随着这种情况的发生次数逐渐增加，她对再次发作的惧怕严重限制了她的活动，并影响到她的大学经历。

在一位朋友的推荐下，凯西参加了一项正念认知疗法课程。她开始通过内心扫描了解更多她所经历的感觉。随着课程的进展，她开始注意到自己的想法。她惊讶于自己的思维如此之深地专注于未来的灾难。在她开始注意到这些想法后，她意识到自己正在遭受如此之深的来自自身的负面"宣传"轰击。

她逐渐意识到这些想法只是想法，而不一定是对未来的准确预测。

随着这一过程的展开，她开始将自己的恐慌发作视为不愉快的事件，而非灾难。例如，她想到一场即将到来的灾难时，她会询问自己："这是一个想法还是一个事实？"她也开始意识到，她想象的灾难场景就像她已经看过的一部熟悉的电影，不一定会成为现实。即使她有恐慌发作的风险，她也能更自在地去往她曾回避的场所。

社交焦虑症是另一种焦虑状况，在此状况下，对社交场合中尴尬或羞辱的惧怕尤为突出。例如，乔在工作中拒绝了一次晋升机会，因为这需要他向不同小组做升职演讲。他惧怕在别人面前显得愚蠢，这严重限制了他潜在的职业选择，也导致他在一天中的大部分时间里都很紧张。患有社交焦虑症的人经常为自己设定不切实际的高标准，并时常为达不到标准而感到自责。

对未来的担忧是广泛性焦虑症的一个主要特征。这种无处不在的担忧剥夺了你专注于当下时刻和享受生活的能力。这种担忧可能会显现在你面前，就好像你已适当预见到未来将会发生的一些灾难。但随着时间的推移，这种担忧会阻碍正常的情绪处理。

安吉拉来此接受治疗，她希望摆脱焦虑的想法。她从小就一直为各种问题担忧。她目前已婚，家里有三个十几岁的孩子，她担忧他们会发生不好的事情，还担忧意外事故、疾病和各种其他的潜在灾难。如果她的儿子因为某件事回家晚了，她会断定发生了一些可怕的事情，例如车祸。她一直很焦虑，而且随着离家的孩子越来越多，这种情况会变得越发严重。

她开始参加正念认知疗法课程，并坚持进行一种正念练习。她开始注意到，自己内心最明显的感觉是焦虑。她注意到自己的腹部感到紧绷和收缩，呼吸很浅。她开始意识到，她的想法尤其是她焦虑的想法，只是想法，而不必相信它们是真实的。

安吉拉利用这种冥想，把她的想法视为货运列车的车厢。列车经过时，她可以想象自己站在桥上俯视自己的想法。她可以看着这些想法渐渐消失远去，而自己不会跳上列车。她继续练习时，她开始意识到自己担忧的想法像列车车厢一样渐渐远去。随着时间的推移，她开始把自己的想法当成正在播放的背景音乐。她开始意识到，尽管音乐正在播放，她也可以继续自己的生活，而非试图停止所有令人担忧的想法。

特定恐惧症包括对诸如飞行、桥梁、高度或昆虫之类的惧怕。患者持续回避某一特定物体、活动或情况。例如，广场恐惧症指惧怕处于一个地方，例如拥挤的、很难逃脱的购物中心。这可作为一种孤立疾病出现，但也通常与恐慌症一同出现。

34岁的罗恩来此治疗与旅行有关的恐慌症和特定恐惧症。他在他的儿子出生后不久就患上了恐慌发作，每当他开车出城进行短期商务旅行时，恐慌发作就会出现，而且常常出现在他不得不开车过桥或在高速公路上行驶时。他对恐慌发作的惧怕开始严重影响他完成工作所需的行驶的能力。罗恩外出旅行时，他还开始经历心率加快、胸痛和手指刺痛。这导致他多次进入急诊室。然而，在进行多次彻底的心脏检查后，其状况恢复正常。

在其初级护理医师建议正念可能有助于治疗其恐慌症后，他来到我们的诊所进行治疗。他说，尽管妻子是一名儿科执业护师，也得到了住在附近的母亲的帮助，但他外出旅行时，还是会持续担忧妻子是否有能力照顾他们的新生宝宝。

罗恩起初对正念持怀疑态度，但发现冥想确实能令他放松。很快，他开始以不同视角看待自己的恐慌发作。他可以把这些发作视为不会真正导致灾难的症状。事实上，他试图通过坐在办公椅上旋转身体来产生恐慌症状。这种快速运动在之前会引发恐慌发作。但他现在尝试这样做时，可以感觉到恐慌症状出现，然后逐渐消失。由于过去经常感到像是即将到来的心脏病发作的症状，现在已经缓解成他可以忍受的一系列不愉快感觉，因此他对恐慌发作的态度发生了转变。随着他开始感到越来越能掌控自己的生活，他对妻子的育儿技能也越来越有信心，并且在外出旅行时也不再那么担忧。

 ## 回避不是解决的办法

焦虑通常会导致抑郁症。例如，如果乔因为惧怕社交场合而继续拒绝工作中可能的晋升机会，他最终会处于非常受限的职位。他可能会对这种情况感到抑郁，尤其是当他看到同龄人在事业上取得进步时。如果你正在经历你认为是基于焦虑的抑郁，治疗抑郁很重要，但同样重要的是你要找到一种方法来处理你一直在回避的情况。

这并不容易，因为你可能已经从经历中了解到回避可在短期内减轻你的焦虑。例如，回避公开演讲可能会减少对这类情况的焦虑，但如果你的人生目标是成为一名老师，需要能够在全班同学面前演讲，那么，这种做法可能会导致抑郁。

然而，回避只能起到暂时性作用。如果你回避感到惧怕的情况，那么只能暂时减轻你的焦虑，但最终这种回避会限制你的活动和自由。因此你回避的情况越多，你感到惧怕的情况对你的影响就越大。

正念可帮助你意识到你对该情况的想法只是精神事件。在某些方面，你的抑郁性思维模式更像是一部灾难电影，而非灾难新闻片。这些思维模式是一种幻想，而新闻片是对现实合理准确的描述。患上焦虑症后，这两种模式之间的区别通常是模糊的。正念帮助你进一步意识到哪种类型的电影正在你的脑海中闪过。

在某些情况下，人们发现最令人不安的不是焦虑的想法，而是针对产生想法的内心的批判声音。一位来参加正念认知疗法课程的中年女性，对此问题进行了说明。玛丽亚因终身焦虑而接受治疗。她一生中取得了相当大的成就，是一位成功的女性商人和妻子。然而，她总是感觉她"在等待最后的坏结果"。对于她工作中的新发展及其对家庭的担忧，她也有这种感受。她的姐姐也有类似的担忧，且受益于正念认知疗法，因此玛丽亚愿意尝试一下。

她最初只是抱怨她正在经历的焦虑想法。但随着时间的推移，她开始注意到自己心中持续存在批评的声音。这位内心的批评家告诉她，她不应有这样的感受，或者她有什么地方不对劲儿，才会对这种焦虑的想法进行思考。

随着她正念练习强度的加大，她开始把自己的想法和感受视为无须批判性判断的精神事件。她开始注意到内心的焦虑所在，还注意到自己的胸闷症状，觉得自己的肺并未随着呼吸而充分扩张。她可以观察到自己的想法定期从远处出现，并能以幽默感对待。而她不必相信这些想法是真实的。

随着练习的继续，她逐渐变得更容易接受自己原本的想法和感觉，而未试图改变。她能够更多地停留在当下时刻，不再对未来担忧。她的想法和感受仍在继续出现，但她对它们的态度改变了。她不再自我批评，而是开始同情自己有这种担忧。重要的是，这些变化并不意味着她是一个软弱或有缺陷的人。它们只是想法和感受。

正如这些故事所说明的，接受正念认知疗法以前，他们正在以可理解的方式试图摆脱焦虑的想法。然而，在正念认知疗法中，重点不是摆脱想法，而是改变一个人与这些想法的关系。例如，治疗恐慌症患者时，治疗师可能会让患者回到触发情况，以试图诱发恐慌发作，正如罗恩坐在办公椅上旋转身体一样，如此，他就有机会了解正在经历的事只是恐慌发作，而非想象中的灾难。在正念认知疗法中，重点是帮助人们接受恐慌的感觉和想法是短暂性精神事件这一观点。

以收音机为例，患者进来时想关掉收音机，但很快他们会发现可以改变自己与声音的关系。经历焦虑的人不必相信收音机正在播放的所有内容或接受其为有效内容。这些想法以及来自收音机的嘈杂声音，并非对未来事件的准确预测，它们只是背景噪声。即使有收音机正在播放，你仍可继续做你的事情。

接受与承诺疗法创始人斯蒂芬·海斯在加利福尼亚大学旧金山分校的一次演讲中描述了自己的恐慌症经历。他开始患上恐慌发作时，还只是一所大学的年轻心理学老师。他逐渐变得封闭，待在家中的时间开始变得更多，也更少参与大学生活了，包括教学活动。

最终使他脱离封闭的是一种意识，即他真的想要成为一名富有创造性的老师，并成为教学队伍中公认有价值的一员。尽管存在恐慌的感觉，但他不再继续待在家中，而是重返其教学工作中。勇气并不是无所惧怕地行动，而是不顾惧怕地行动。他的价值观和目标帮助其自身恢复并发挥作用。他的视角从把自己的恐慌发作视为一座牢笼，转向了这样一种想法，即：即使无法关掉收音机，他仍能忍受这种发作。

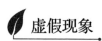 **虚假现象**

焦虑症源于对潜在威胁保持警惕的人类生存特征。

惧怕是对现实威胁的适应性反应，可让人做好采取行动的准备。如果一头狮子站在你面前，惧怕是一种适当的反应，可能对你的生存有一定的帮助。患上焦虑症后，所出现的感知非常相似，尽管它们可能是虚假现象。

例如，在一次小组讨论会议上，凯蒂认为大家对她所述的内容不感兴趣，并对她的言论感到乏味。然而，其他小组成员做出评论时，显然他们很重视她的意见，而她的想法是虚假现象。事实上，你注意到痛苦的想法时，应该询问自己："它们是虚假现象吗？"这是坚持你的想法的一个合适标尺，可能会促使你以新视角看待自己的情况。

特里尔社会压力测试最初的设计目的是测量生理压力，针对这种作用机制，在此测试中，一个人就他自己选择的话题做一个简短的谈论。一小群观众故意不去注意他谈论的话题时，压力就产生了。这通常是非常令人不安的，会导致大量的负面想法产生，而压力激素也会升高。但可训练个人忽略观众的反应，以降低其压力水平。在测试中，参与者有可能注意力不集中，而对于焦虑或抑郁的人来说，往往是这种疾病导致"注意力不集中"——就像凯蒂的情况一样——他们通常会根据错误的证据得出消极的结论。

正念帮助你在事件和反应之间保持距离，这样你就可以巧妙地对情况做出反应，而非本能地做出反应。心理学家里安·麦克马林举例说明了这一点：年老的狮子往往会掉牙，但仍满怀骄傲地参与狩猎，它们通过咆哮把猎物驱赶到有牙齿的年轻狮子那儿来狩猎。如果猎物意识到了这种情况，它们最好朝着咆哮声跑去，而非远离它。跑向咆哮声是减少生活中焦虑的影响的关键。

焦虑和抑郁一样，会使大脑某些区域的正常状态发生改变。大脑中调节情绪的系统在某些方面处于离线状态，因此情绪反应占主导地位。例如，杏仁核是大脑中参与过滤或放大不同刺激的部分。伴随着焦虑和抑郁，这个区域极度活跃，导致恐惧反应加剧。在对焦虑和抑郁的个体进行的功能性磁共振成像研究中，观察呆滞表情往往会产生类似于观察消极表情（如愤怒表情）的反应。另外，抑制情绪反应的大脑区域，如背侧前额叶皮质，在抑郁和焦虑时会减少。

正念练习已被证明可以逆转这些改变，使前额叶皮质恢复正常，并减少杏仁核的激活。换言之，正念对大脑功能的正常化有实际影响。由于大脑的一种被称为"神经可塑性"的特性（我们将在附录 II 中讨论），实际上你可以使用正念练习来改变大脑的运作方式。

恐惧是一种正常的人类情绪，但在你的恐惧基于错误的刺激时，我们可以把这种反应标为"焦虑"。在你不惜一切代价尝试回避刺激时，这就变成了一种障碍。例如，待在房间里回避一个对象或一种情况，会限制你的生活。治愈的途径不在于回避，而在于接近引发恐惧的对象或情况。只有这样，你才会知道它没有你想象中那么大的破坏力。

珍妮弗·潘恩·沃尔伍德的诗"无条件"阐明了这些观点。

无条件

愿意体味孤独，

我发现万物相关；

面对恐惧，

我发现内心有位勇士；

拥抱失落，

我就拥有了整个宇宙；

归于虚空，

我却拥有了无尽的富足。

我逃避的，在追逐我，

我迎接的，在改变我，

而它自己，

化作璀璨的光芒，如珍珠般绚烂生辉。

我向造物主鞠躬，

是它巧夺天工，创造出伟大的游戏；

游戏其中是纯粹的欢愉，

崇尚其形是真正的奉献。

Chapter 2 1

愤怒及其对抑郁症的影响

　　愤怒可能是抑郁的强大驱动力。例如，对一种情况感到无助会产生愤怒情绪，愤怒可能会转化为抑郁状态。愤怒和抑郁的关系也可能是双向的。例如，在你沮丧时，感觉好像失去了什么。这种失落感可能会导致愤怒，但在你沮丧时，你可能觉得没有资格表达你的感受。有时，愤怒可能在某种程度上与伤心有关。在某些情况下，可能看不出你在为什么而愤怒，一些案例可以说明原因。

　　苏珊是一名 61 岁的女士，她被一名神经科医生诊断为右手明显震颤。她非常沮丧，因为没有人能够帮助她。评估显示没有器质性病因，医生将她转介到精神科接受治疗。在她来找我治疗时，她解释说，震颤是在她丈夫严重心脏病发作并接受冠状动脉搭桥手术后开始的。由于他生病了，这对夫妇不得不取消了他们计划多年作为退休庆祝的环球航行。她否认对不能参加计划中的航行感到失望。

我问苏珊她的右手在颤抖时做了什么动作，她回答说："拍打动作。"在我们进一步研究这个问题的时候，我问她是否对不能继续进行长期计划和预期中的航行感到愤怒，她回答说她不能愤怒，"因为这不是丈夫的错"。我指出，即使这是真的，愤怒并不总是针对它的目标。此外，愤怒不是一种全有或全无的情绪——她仍然爱丈夫，不会责备他，但感到有点生气。

在她进入自我审视模式时，她可以看到她确实对这件令人失望的事情感到有些愤怒。同时，她认识到她丈夫的病没有在针对她。在以这种方式观察时，她的愤怒减少了，抑郁减轻了，右手的震颤消失了。当然，并不是每一次抑郁和愤怒都会有如此明显的联系。这里的重点是：努力调查愤怒和抑郁之间的关系通常是有益的。

在其他情况下，并不是没有意识到愤怒。相反，这是公开承认的——你知道你很气愤，问题出在你选择解释愤怒原因的方式上。回顾前面的章节中提到的那个例子，你在中间车道沿着州际公路行驶，一辆车从最左边的车道开出，突然截住你，在你面前横过，然后向右开出。你必须急刹车，以免发生事故。这种情况下，你可能会对那个司机生气。这可能会影响你的情绪，如果你在心中重现这个事件，有时会在一天中相当长的一段时间里受到影响。如果你认为这是一个针对你个人的行动，你可能会更加沮丧。

乔治经历了类似的事件，说他认为那个人截住他是因为他比一般人矮，别人因为他的身高而专门找他麻烦。

尽管这个想法对外部观察者来说似乎很荒谬，但对乔治来说，这个想法让他感到非常愤怒。在这种情况下，他无法控制自己的情绪，这让他觉得被错待，并为此感到沮丧。

　　乔治的反应需要更多的探索。首先，乔治的愤怒对他纠正这种情况没有多大好处，因为那个司机已经开车走了，对乔治的感受知之甚少。其次，如果乔治更谨慎地看待该情况，他可能会改变自己的观点，而不会这样本能地做出反应。也许那个司机生病了，或者正在开车送怀孕的妻子去医院；也许那个司机的驾驶技术不太熟练或者不太尊重他人。

　　我们几乎可以肯定，这一行动不是针对乔治的，当然也不是因为他个子矮。从更加谨慎的角度来看，他本可以在没有情绪波动的情况下做出回应，也不至于对他的情绪产生挥之不去的影响。但是，乔治被困在了一个反省的循环中，这只会浪费精力，让他感觉更糟。

　　你对自己的愤怒了解多少？

　　正念能让你利用冲动和行动之间的差距，给你自由去巧妙地行动，而非本能地行动。

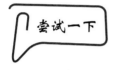

观察你的愤怒

◉ 在你感到愤怒时，去一个安静的地方，闭上眼睛，观察由此产生的想法。你的愤怒是一个燃烧器，导致想法的气泡上升到你的心灵表面；愤怒本质上是想法的动力。

◉ 观察这些想法并远离它们。你不必与愤怒情绪融为一体，也不需要让愤怒情绪显露出来；相反，你可以观察它们。

◉ 用自我同情的镜头帮助你看到数百万人和你一样正在愤怒。

◉ 观察你的愤怒，就像你手里有一个对象一样。研究、了解它的细节，包括它的角落和缝隙以及由它产生的想法。请注意，愤怒产生的想法只是想法，而非事实。

⊙ 对愤怒做个"烹调",直到所有生涩都被处理掉,
你才能巧妙地应对。

 漂浮的木头

在你认为事情不应是这样的,且有人专门针对你的
情况时,就会感到愤怒。有一个经典故事是关于一根漂
浮的木头:一个渔夫将他的船停泊在河上过夜。他走进
自己的船舱,安顿下来睡觉。突然,他听到一个声音,
好像另一艘船撞上了他的船。盛怒之下,他冲上台阶来
到甲板,对可能损坏他的船的人感到愤怒。在他到达甲
板时,他发现是一根漂浮的木头撞上了他的船。它只是
撞到了他的船上。

他的愤怒情绪会怎样?一旦他看到那只是一根木头,
即使不是所有的愤怒,也有一大部分愤怒会消散和平息。
他可以看到碰撞不是针对他。无论造成了什么样的损害,
他都不得不处理,但没有具体受责备的人。

同样,生活中发生的许多事情实际上是类似的漂浮

的木头发出的碰撞，可能会有损害，但通常不是专门针对我们的。我们有时会被漂浮的木头撞上，后果可能仍然令人不愉快，但在你"走下甲板"时，由这一事件产生的愤怒想法现在可以消失了。

一个事件让我明白了其中的许多要点。我去邮局寄一个包裹，在我到达时，在我前面排队的只有一位女士。那位女士转向我并说她经常来这个邮局，这两名职员中的一名效率非常低，另一名职员正忙于接待一位顾客，这位顾客约有三十个包裹，她正在单独密封，然后一个接一个地递给职员。不久，该队列开始变长。我能听到排在我后面的人对柜台旁的顾客生气，因为她没有提前封好包裹。我也开始对这种情况感到些许愤怒，但我能够将注意力转移到一个更正念的角度。

首先，这种行为显然不是针对我。其次，我可以选择如何回应。我可以变得愤怒，或者可以选择接受现状。这只会耽误我几分钟，短暂的呼吸冥想可能会对我有所帮助，于是我开始对呼吸次数计数。通过计数来关注呼吸，有助于意识到想法涌现在我们的意识中。哪一种将更有益：愤怒地回应或正念地回应？该选择很明确。更重要的是，我（再次）意识到我有一个选择。所以，我不必条件反射性地做出反应。

在另一个与愤怒有关的事例中，正念认知疗法小组的一名成员允许他十几岁的儿子去参加一个直到晚上十一点才结束的活动。他明确命令他的儿子在晚上十一点半之前回家。随着时钟滴答作响，时间一分一秒地过去，父亲感受到自己一分钟比一分钟愤怒。由于我们讨论了如何逐渐降低愤怒级别且让他做了一些练习，他进行了几次深呼吸，试图观察发生了什么，他能感觉到肌肉的紧绷。

当他以正念方式注意到自己有多愤怒时，他能够在一定距离外进行观察。他意识到，他所感受到的愤怒实际上是对他感到他的儿子可能卷入某种类型的事故的恐惧的反应。当儿子半夜回家时，父亲并没有责骂他，而是解释说自己非常担心他，并询问今后如何防止出现这种情况。这开启了他与儿子的有益对话，而不是一场争吵。

抑郁症属于未表达的愤怒

抑郁症通常是愤怒未表达出来的一个线索。温蒂因为她的男朋友不愿意要孩子而感到烦乱，因此她变得非常抑郁。这种情绪作为她对某事感到愤怒的一个线索，但没有向她感到愤怒的人表达。理解愤怒和抑郁症之间的关系的一种方式是扪心自问："我为谁而抑郁？"

在温蒂开始其正念练习后，她开始拓宽对男朋友立场的看法。她最初认为这是针对她的，且这是某种类型的个人拒绝。当她更仔细地倾听他对情况做出的评论时，她意识到他对自己会成为什么样的父亲存在很多顾虑，且他对这一点的担忧是他担任该角色的主要动力。这与他对她的感情关系不大。有了这种意识后，她能够平息其愤怒，并与他就为人父母的想法进行更有意义的讨论。

抑制愤怒情绪，通常是自愿的，因为一个人害怕

破坏一段关系，这件事本身就会导致抑郁。艾伦和结婚
25 年的丈夫搬到了旧金山，因为他在那里有一个极好的
工作机会。然而，艾伦为此放弃了在她满怀激情的非营
利组织中非常令人满意的工作，而在一座新城市重新获
得这种工作机会很困难。她很难承认或意识到她对这种
情况的愤怒，因为这对她丈夫来说是一个极好的机会。
她怎么能为此愤怒？

她渐渐地开始注意到愤怒情绪有时会泄露出来。随
着正念练习的增加，她开始意识到是选择对该情况愤怒
还是更巧妙地进行回应。她开始深入探索新城市里的各
种可能性，并找到了一份她真正喜欢的工作，这份工作
具备许多她先前工作中令人满意的品质。

约翰患有严重的抑郁症，接受了各种药物和电痉挛
治疗。他表示相信其疾病纯粹是生物性的，正在等待正
确的治疗来帮助他。尽管他一点儿也不乐观，但我们
推荐他接受正念认知疗法，因为这种疗法可能对他有所
帮助。

当我们第一次见面时，他强烈抵制任何与他的抑郁症相关的心理因素的想法。在我们交谈了一段时间后，他提到他的抑郁症是在他的女儿和妻子没有和他一起出国度假时发作的。他还透露，自己早年曾被父亲遗弃，在其一生中被迫工作来支持全家的生计。受文化传承和性格的影响，他别无选择，也无法公开表达对妻子和女儿不能陪他度假的任何愤怒或怨恨。

通过正念，他渐渐意识到他可以同时拥有积极的情绪（比如，希望跟他的妻子和女儿一起度过一段美好的时光）和消极的情绪（比如，被遗弃的情绪）。他还了解到，如果出现一种愤怒情绪，就允许这种情绪存在，而不必对它采取行动或因此造成一些损害。通过这种方法，他的抑郁症状明显减轻。

通过观察自己的想法，你可以获得对它们的看法，而不是与它们相融合或任由它们摆布。你可以做出回应而不是反击。通过正念练习，你可以将你自己训练成为一名更好的观察者。

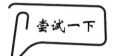

观察你变化不定的想法

- 从专注于呼吸开始，让自己稳定注意力。闭上眼睛，当呼吸进出鼻孔时，专注于呼吸；感受气流的进出。也许你可以注意到鼻尖处的气流，也许你可以感觉到流入鼻孔的空气和流出鼻孔的空气之间的温度变化。

- 现在想象你自己是一只吃饱后的猫，静静地看着你面前的一个老鼠洞。猫是你的自我审视，老鼠是你的想法。当你埋伏以待时，可能没有什么想法会马上浮现。但当你继续等待时，你会注意到一个想法从"老鼠洞"中浮现出来。看着该想法迅速消失，然后轻轻地将你的目光移向"老鼠洞"，等待下一个想法。

- 作为自我审视，看着想法变化无定，而不会因为

试图捕捉一个想法而陷入困境。练习这项技术五
分钟。

进行这种冥想时，你可能会注意到你的注意力有时
会走神，或大部分时间可能如此。如果是这样的话，祝
贺你注意到自己走神——这是保持正念的关键步骤。

▶ *Chapter 3*

同情和自我同情：
愤怒的解药和对抗抑郁症的盟友

正念帮助个人专注于当下，减少对过去的沉思以及对未来的灾难性想象。正念还有助于人们变得更温和、更有同情心。正如一位同伴所说："如果我能原谅自己的心不在焉，那么我也能在其他事情上原谅自己。"在一些关于正念机制的研究中，自我同情似乎是产生变化的重要因素之一。

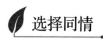 选择同情

如前一章中所示，能够识别愤怒尤其有益，因为这

能够使你更熟练地回应它。不久以前，我在一次静修会中连续待了七天。静修的目的是将正念运用到一整天的所有活动中——从特定的冥想课程到吃饭等事情。一天中最重要的一餐是午餐，有一天，我真的很期待在餐厅里将正念用到吃饭上。我拿起我的食物，坐下来，开始试吃，闭上眼睛且尝试真正地品尝食物。然后一个人走了过来，坐在我对面，开始发出一连串擤鼻涕的声音，他每分钟不停地发出几次。

我开始变得非常恼火。为什么这家伙要坐在这里而不是其他地方？为什么他要干扰我的进食冥想？这是一天中最有意思的部分，他却毁了我的兴致。我幻想着向他扔纸巾，然后我想起了一个关于愤怒的重要教导。佛教僧侣、哲学家马修·李卡德教导说，愤怒的纠正方法是同情。我想我应该在这种情况下试着同情，并试着对坐我对面的同伴产生同情。

我对自己说："也许这个可怜的家伙感冒了或出现过敏或其他一些疾病。"我知道他肯定不会故意这样对我。

他只是凑巧坐到了我对面，我不认为他坐下来时会这样想"让我看看我能不能干扰别人的进食冥想"。因此，一旦我开始对他产生同情，我的愤怒几乎神奇地消散了，我可以不间断地返回到我的进食冥想。

就此而言，还有另一种应用。如果我能对其他人产生同情，为何不能对自己产生同情？我经常对自己感到愤怒，因此也许我可以从这次事件中吸取另一个教训，也就是对自己产生同情。

自我审视能够向你自己和其他人延伸同情，就像一个关心你过去的善良且温柔的人。你可能会想象这个可爱的人物始终可以帮忙指导你对你头脑中正在产生的事物的看法。

静修期间，我在一间冥想室内上课，每当冥想课程开始后，迟到者推开门进入冥想室时，门就会吱吱作响。我对干扰我冥想课程的迟到者感到非常愤怒。然后，我尝试采取一种更正念的方法。我想到冥想室外的鸟儿，它们会跟着领头的鸟儿喧闹地从一棵树上飞下来，然后又喧闹地飞回同一棵树上，每隔几分钟就起飞和返回一次。"为什么鸟儿要这样做？"我想知道。

我决定把走进冥想室的人想象成鸟儿，一次又一次喧闹地回到同一棵树上。我并没有因鸟儿发出的声音而感到烦乱；这显然不是针对我的。我为什么要对迟到者感到愤怒？我也可以对他们充满同情。他们由于这样或那样的原因而迟到，但不是为了干扰我。在我像这样转变我的观点之后，我的愤怒消失了。

相反，当我进来时，门吱吱作响，有人明显对我感到不耐烦，这是一个很好的线索，表明那个人正在亲自处理该情况。但是我可以同情自己——我就像鸟儿回到栖息地一样。

在另一个正念认知疗法团队中，也出现了一个延伸同情且不会意气用事的机会。玛丽·安最初报名参加该团队，但在第一次课程前不久，她打电话取消了，说上课地点对她来说太远了。之后她又来电话说还是想试试看。在最初的几次课程中，她对团队的假定缺点相当消极，但没有明显证据支持她的观点，因为她从未经历过任何正念训练。她再次决定退学，说这不适合她。

两个星期后，她打电话说她还想完成这门课程。我对她感到恼火，并且对她明显的矛盾心理有些愤怒，我考虑拒绝她重新加入的请求。然后，我怀着更多的同情考虑该情况，同情意味着和受苦的其他人同行。她的矛盾心理并非针对我，也不是针对班级。这是她心理问题导致的结果。

我最终允许她重新加入该团队，她后来成为一名强大而热情的参与者。她透露了关于她丈夫失业和她对陷入贫困的担忧等问题。在最后三节课程上，她开始从不同角度看待自身情况，她的抑郁症得到大幅缓解。

当你患有抑郁症时，将同情延伸到你自己非常重要。这意味着你能够善待自己。然而，患有抑郁症时，你这样做的能力通常会降低。事实上，大多数患有抑郁症的人都有一位特别苛刻的内心批评家。当你犯错误或失败时，该批评家可能会很吵闹；但当你成功时，他甚至会

发现消极情绪，例如，把其归因于运气。自我同情是对
内心批评的纠正方法。

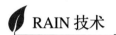
RAIN 技术

处理情绪的 RAIN 技术最初由冥想老师米歇尔·麦克
唐纳开发，以允许人们能够融入当下。塔拉·布拉克等
其他老师已将这种技术合并到他们的工作中，因为其在
处理困难情绪方面具有广泛的用途。我教授人们处理愤
怒的四阶段法。

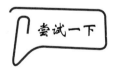

RAIN 技术

◉ 当一种强烈的情绪出现时，需要意识到"我感到
  愤怒"。

◉ 接受这种情绪的存在。在此情况下，接受你正
  在经历的愤怒。试着以一种开放且客观的方式这

样做。

- 调查当前的想法、情绪和感觉。你的大脑中出现了什么想法？你是否认为你受到了不公平的对待？是否有人将有害的事物专门针对你？你意识到什么情绪？愤怒、内疚、羞耻、尴尬？你身体的哪个部位感到愤怒？胸部或腹部是否有收缩？呼吸是否更快？肌肉是否紧张？你是否应该根据你的愤怒情绪采取行动，或你是否可以做出其他回应？

- 与情绪不一致。转换到自我审视模式——"啊，我感到很愤怒"——在你自己和愤怒情绪之间保持距离。将愤怒视为独立于你自身的精神事件。你并非你的愤怒情绪。正如想法进入意识一样，情绪也是如此。它们就像飘过天空的云，有些可能是光明的，然而有些是黑暗和不祥的。但情绪都通过你的意识，你的意识将保持不变。与其从内心看你的想法和情绪，不如站在它们之外，公平地看待它们，不带任何评判或批评心态。

 ## 自我同情如何对抗抑郁症

根据首席研究员克里斯汀·内夫的说法，自我同情存在三个与抑郁症的各个方面形成对比的要素。

第一要素是自我友善，与自我批评相对立，是抑郁症中常见的贬低声音。

第二要素是一种共同人性意识——一种其他人也遭受同样痛苦的意识。抑郁症的对比元素是一种孤立感和羞耻感；将自己与社会接触隔离或隔绝的倾向通常与情绪不足而产生的羞耻感有关。

第三要素是正念，以及从一定距离观察自己的想法和情绪，而不是过度认同它们的能力。过度认同是一种接受自己的消极方面作为已证实的事实的倾向。例如，当我认为自己是一个坏人并接受这一判断正确时，即表示我存在过度认同，但当我认为这有可能是也有可能不是事实时，我会运用正念。过度认同消极的看法是抑郁症的常见症状。

我们的研究表明，完成我们训练的人增加了自我同情且降低了抑郁症的水平。这与克里斯汀·内夫和其他人的研究一致，他们发现增强自我同情与减少焦虑、抑郁症和压力相关。自我友善的态度缓和了对抑郁症患者的自我批评。

实践自我同情

让我解释一下如何实践自我同情。比如，你在一个你一直从事的项目上犯错。你的内心批评家可能会说："我多么愚蠢"或"多么无能"。运用自我同情的镜头设置不同的基调："这是一个难题；许多人可能会犯该错误。现在，我知道如何纠正该错误。"自我同情建立在欣赏你自己的情况中的共同人性之上。人类会犯错，错误是我们一生中所经历的一部分。事实上，我们与他人的联系更多地被我们的不完美所束缚，而不是我们的完美。

这种简单的冥想可以在展示你与他人的联系方面产生显著效果。

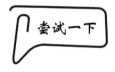

共同人性

◉ 实践"就像我一样"。在你的日常生活中，观察与你偶然相遇的其他人，并练习将他们视为你人生道路上的同路人。例如，当你在等绿灯时，看着你旁边的驾驶员并说道：

就像我一样，他们想要快乐。

就像我一样，他们也会犯错和受苦。

就像我一样，他们在世界上尽其最大的努力。

怀着自我同情和共同人性的想法，你也可以对自己说："我犯了一个错误。"你可以选择避免责备自己。这意味着，如果你注意到自己开始批评自己，你可以运用正念认识正在发生的事情，然后选择怀着自我同情的方式关注该事件。有时担心抑制自我批评声音的人会降低其标准，然而，具有合理的自我同情水平的人不会降低其标准。另外，不需要担心抑制自我批评声音的人没有与具有合理的自我同情水平的人遇见，因为他们更愿意尝试新的或具有挑战性的事物，并且不认为失败是灾难。

一位非常成功的商人曾经接受过一名记者的采访。记者询问这位商人，他是如何变得如此成功的。他回答说："正确的决定。"记者随后询问，他是如何获得如此好的决策能力的。商人回答说："良好的经验。"记者又问他是如何获得如此良好的经验的。商人回答说："错误的决定。"

内心批评家

在许多环境下，内心批评家和自我同情之间的平衡显而易见。尽管存在一位内心批评家来纠正行为具有一定价值，但通常在患有抑郁症时，内心批评家将过于残忍。在倾听你的内心批评家的话几分钟后，你可通过评估自己的情绪来测试自己。情绪是会改善还是恶化？倾听批评家的话是否会导致更有效的行动或者导致麻痹和自我怀疑？该评估有助于说明你的批评家在你的情绪中扮演的角色。

在我们教授了十五年以上的正念课程中，我们教授的第一次冥想是身体扫描。我们从经验中可以知道，相当大比例的人会在第一次冥想经历期间打瞌睡。然而，他们是否入睡并不像他们对身体扫描过程的反应那么重要。抑郁的人通常会对自己或别人说："我不擅长这个。"其他人可能会觉得他们"过于抑郁而做不到这一点"或者"其他人可以做得比他们更好"。此类陈述无法改善情绪；内心批评家阻止他们从冥想中获益。一个自我同情的声音可能会说："我刚刚开始了解这一点。"老师说在训练中早早入睡很常见，或者"我很高兴我能允许自己放松并入睡——我不经常这样做"。

如果你在生活中经历了真正的挫折，比如，被解雇或下岗，会发生什么？如果你容易患抑郁症，很明显你的内心批评家会说："你是一个失败者，永远找不到另一份工作。"然而，我们都知道，被解雇或下岗通常是一个复杂的过程，其中有许多因素在发挥作用。

我的一个好朋友担任了十多年的重要领导职务，并得到了广泛的认可和尊重。然而，他所在组织的高层发生了变化并将重点转移到新领域，行政领导认定其不再适合这份工作，他被解雇了。幸好他具有足够的自我同情，对自己的领导能力跨度感到满意，且他能够对自己说，他并不是一个失败者，而是该组织的重心已改变。

自我同情的重要部分是，尽管外部环境发生了变化，你仍然能够继续以友善的态度看待自己。如果你能这样做，你对自己的感觉将不会那么容易受到别人告诉你的不同信息的影响。并且你将会认识到，这并不一定是事件阻止我的情绪，这是我们对它们的态度。

如果你患有抑郁症，善待自己并不容易。抑郁症本身通过放大自我批评的声音干扰了对自己的同情。抑郁症也会让你变得悲观，并让你充满绝望和无助。如果你有这种感觉，你要如何改变你对自己的态度？难道你不坚持自己的方式？

答案是你可以改变的。自我同情在某种意义上就像一个镜头。如果某些事情——无论是否受到你的情绪、你的想法、你的感觉或某些外部的事情的正念认知影响——就像聚光灯打在身上一样，自我同情可以被认为是你放置在光路上的有色镜头。其软化了图像，并允许对这个问题有不同的看法。正念认知是该过程的第一步，然后运用一个自我同情的镜头，该镜头有助于缓冲对负面事件的影响。

可将自我同情和正念视为平静的两个因素。平静——许多冥想传统中的一个关键目标，是一种让你能够熟练应对各种情况的平稳沉着。在你的正念冥想中加入自我同情会给予你一个练习的机会，从而培养你的技能。例如，当你心不在焉时，就有机会使用它。当你正在进行一次专注于呼吸的冥想时，你无疑会发现你的注意力分散了。

你可能会入睡或感到无聊。你可以通过祝贺自己注意到所发生的事情来加强你的自我同情，然后意识到这是人类都会经历的一部分，并让你的注意力回到你的呼吸上。

同样，在你的日常生活中，也难免会出现问题、错误或失败。当你遇到问题时，尝试要求内心批评家暂时靠边，从自我同情的镜头来看待它们。

正如我们已经提到的，内心批评家对抑郁的人来说特别残酷。也许你自己的父母对你不太好，因此，你可能已经将你父母的声音并入你的内心批评家的声音。通过增强自我同情的能力，你可以削弱这种批评声音的强度。

　　患有抑郁症的人很难放弃内心批评家。他们不仅长时间患有抑郁症，而且，他们对内心批评家的关注，往往与重要的早期照顾者有关。他们可能一直是严厉的批评家，但他们也是你成长过程中唯一的照顾者。这意味着你可能特别关注批评的声音。作为孩子，我们倾向于相信父母所说的话。如果我们不这样做，世界将会相当可怕，就好像失去了掌舵人。但是作为一个不再依赖那些早期照顾者的成年人，你可以开始减少对那些声音的关注。

　　此外，你可能会将批评的声音认为是帮助你改进的声音。难怪你不会那么轻易放弃批评家。然而，经验和广泛的研究表明，这种信念——这种严厉的自我批评在某种程度上使我们更好——是错误的。并且没有经验证据表明自我同情会降低一个人的标准。在研究中，自我同情已经证明具有保护功能。

　　例如，自我同情更高的士兵患创伤后应激障碍的概率较低。其他研究表明，对患有创伤后应激障碍的人进

147

行基于同情的治疗会导致自我同情的增强和自我责备的减少。

自我同情的益处

在抑郁症的治疗中，自我同情被证明具有强大的效果。威廉·库肯和他的同事调查了正念认知疗法在治疗抑郁症中的过程。尽管正念的变化在调节疗愈效果中很重要，但库肯和他的同事发现，自我同情水平的变化同样重要。在他们的研究中，正念和自我同情似乎都对抑郁症患者具有振奋效果。学会如何同情地看待自己，其本身可产生强大的抗抑郁效果。自我同情与其他有益的健康效应相关联。例如，自我同情水平较高的大学生，吸烟率较低，锻炼率较高。由此可见，善待自己也体现在健康的行为中。自我同情也与慢性疾病（如炎症性肠病和乳糜泻）患者应对能力的提高有关。

自我同情的有益效果与自尊无关。自尊是基于自身对自我价值的评估，但是，我们都知道，评估容易失真。

在自我同情下，你不必认为自己是一个天才，也可以善待自己。这一特征可能是自我同情有益效果的核心。

你可能想知道自己是否真的可以改变自我同情水平。根据我们对数百名参与者教授改良正念认知疗法的经验，我们认为你可以改变。事实上，在我们的研究中，接受正念认知疗法八周后，自我同情水平明显提高。

几年前，精神病学家艾伦·威利斯写了一篇特别有见地的文章"行为在人格改变中的地位"，他在其中描述了一个人如何发生改变。与其说人格的改变是一个迅速发生的过程，不如将其比作只有一个出水口的火山口湖的水流。如果想让水从别的地方流出，就得努力在别的地方挖出口。起初很难，但只要挖掘的水位低于原来的出口，水就会从新的出口流出。这是理解变化过程和如何开发新的神经通路的有用模型。开始运用自我同情并不容易，但在进行"挖掘"时，会变得越来越容易。其好处显而易见。

建立自我同情就像培养另一种技能或锻炼肌肉，可以通过练习来加强，例如，做以下冥想。

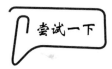

建立自我同情

- 闭眼坐着，集中于通过鼻孔呼吸，维持一两分钟。

- 注意任何正在产生的想法，不要试图去改变或判断这些想法。

- 然后注意可能伴随想法产生的感觉。当意识到这些感觉时，说出来。

- 将手放在心口，当连续呼吸，重复以下每个句子时，将你对一个小孩表现出的善意对准你自己：

  愿我平安。

  愿我健康。

  愿我快乐。

愿我活得轻松自在。

⊙ 如果你觉得难以说出口，可以在开始对自己说之前，先对能让你畅所欲言的特定对象说，比如，你所爱的人、婴儿甚至宠物。

⊙ 继续重复五分钟。

Part 4

用正念冥想提升抑郁症患者的幸福感

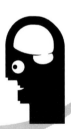

▶ *Chapter 1*
计算幸福感的公式

　　抑郁症是一种有矛盾的疾病。即，你想要的东西不是它本来的样子。有时，设定高期望值有助于增强动力。然而，在抑郁症中，我们往往设定得太高，以致无法实现。这种不可能的理想会导致自我批评，这是抑郁症的特征。对自己的成果和期望有一个清醒的认识，对调节情绪很重要。

　　你可能对自己有所期待，例如"我应该比原本的自己更瘦（或更聪明、更富有或更有成就，等等）"。由于这种期待驱使你想与原本的自己不同，你可能会感到有不足或有缺陷。这种缺陷感会导致很多后果，比如，感觉无法以各种方式获得成功。"如果我有这些缺陷，我怎么能找到另一半呢？即使我找到了，对方也会很快发现我的不足并离开我，所以为什么还要费心去尝试呢？"这种将自己与理想化的自我概念做比较且认为自己不够好的习惯，通常会让你普遍感到自己活得很失败。

艾伯特刚开始在我的一个正念认知疗法小组学习冥想。他刚刚完成了第一次行走冥想，这种冥想是一种缓慢行走和注意下肢感觉的行为。按照指示，如果走神，则要轻轻地将注意力放回到下肢。由于节奏缓慢，人们开始时经常感到不稳定。冥想结束时，艾伯特表示感到很不稳定，并认为自己肯定做错了什么。他全神贯注于试图纠正行走。他期望的是自己应该"做得正确"，失败是因为不稳定。尽管知晓这并没有唯一的正确方法，而且许多人第一次尝试冥想时都感到笨拙，但他还是抱着这种期望。最终，他发现对完美行走的期望与他批评自己的其他方式相似。

减少抑郁和增加幸福感的关键

有一个计算幸福感的公式，幸福感等于成果（自己
对自己的看法或自我概念）除以期望（幻想的理想自
我）：

$$幸福感 = \frac{成果}{期望}$$

由于抑郁的人倾向于将期望定得很高，不管自己实
际上实现了什么，他们最终都认为自己做得不好。著名
励志演说家金克拉说："幸福并不取决于你拥有什么或你
是谁，而是取决于你是怎么想的。"

我们来更详细地检验一下这个公式。除了将期望值
定得很高之外，抑郁症的另一个陷阱是人们倾向于轻视
自己的成果。对成果的轻视为不幸福奠定了基础，减少
这种影响的方法是培养更现实地评估成果的能力。

但是，由于成果在生活中往往相对固定于某个年龄
范围内，在这个公式中可能更易变的是期望。例如，一

个内科医生可能是一个优秀的临床医生，但是因为没有获得诺贝尔医学奖而认为自己能力不足。在这种情况下，期望过高，以致总是无法取得真正的成就。

如果我们能合理地期望自己"足够好"，而不是完美，那么自我感觉就会好很多。对我们中的一些人来说，这是一个巨大的飞跃。夸大期望会让人感到压抑，且不易改变，以致使公式中偏向幸福感的数字低于其他情况下的数字。

一个找我为其进行抑郁症治疗的人告诉我，他想成为他所在大学里首屈一指的教授。请了几个月抑郁症的相关病假后，他最近重返工作岗位。在他的工作中，无法确定谁是最出色的，在这种情况下，他陷入了感觉自己很糟糕的困扰之中。

设定合理的期望值甚至可以应用于冥想。例如，如果你进入冥想，一心只想确保思想不会迷失，那么你必然会失望。因为你会心不在焉。这就是我们为什么认为学习冥想是一种实践——并没有绝对专注的完美冥想。

由六名成员组成的小组进行的行走冥想便说明了这一点。在行走冥想中，将思想注意力集中在下肢的感觉上；如果心不在焉，则将注意力轻轻放回到原来的感觉上。在小组完成冥想后，所有成员都认为自己没有做"对"，他们注意到臀部、膝盖或脚不稳或疼痛。其实，所有这些反应在冥想行走中并不罕见。一些成员认为他们在椭圆形房间里走来走去时没有和其他人保持适当的距离，另一些人认为其他人比自己做得更好，还有一个成员注意到自己如何开始思考工作中的问题。

在讨论中，成员们明白自己夸大了期望，轻视了成果。冥想的主要重点在于保持直立，注意有什么感觉；除了这个之外，没有别的什么可做的。然而，所有小组成员都放纵自己的思想倾向于自我批评，他们对自己的期望与实际情况不符，从而感到失望。他们需要注意自己的思想是如何飘向这个方向的，也让他们发现改变对成果和期望的想法会产生积极的变化。

自我概念受损

禅修教师兼心理学家塔拉·布莱克在她的《全然接纳》一书中指出，在许多人身上，无价值感会呈现出恍惚状态的特征，就好像被催眠一样，认为自己不值得。从旁观者的角度来看，这些人可能看起来没事。但是在这些人的思想中，他们遭受的痛苦就像被催眠的对象相信自己是一只鸡一样。通常，不切实际的期望会促使人产生这种无价值感。

在抑郁症中，抑郁的想法经常导致自我概念受损，以致一个人对自己产生一种近乎错觉的看法。这种看法包括一种无价值感、无能感和缺陷感，反过来又会导致对人际关系、失败和未来的恐惧。

举个例子，我们的生活经历会因我们的基本心态而有所不同，就像吉姆一样。吉姆是一名技术熟练的电工，受到同行的好评。当他的公司接手一个新的大项目时，他的老板要求他成为一名主管。吉姆认为自己并不合适，以致他最初觉得他的老板是在试图让他工作失误，以便可以摆脱他。最后在和朋友们进行了多次讨论之后，他才接受了这次晋升实际上是对他专业技能的认可的事实。

🌿 重写期望

当我还是我们医院的外科重症监护室顾问时，我第一次想到了幸福感的公式的原理。我每周都和护士见面，帮助他们应对外科重症监护室的高压力。在外科重症监护室里，死亡是常态。有一次，几个病人在短时间内死亡，一些护士变得抑郁。他们对自己的工作感到失望，有些人甚至想过换工作。我们有一个每周互助小组，在调查了护士对死亡的感受后了解到，一些护士认为自己应该能够拯救每一个进入这扇门的病人。这意味着即使他们挽救了 95% 的病人，但还是有 5% 的人死亡，这样也不会感觉良好。他们帮助了很多人，做着英雄般的工作，但是由于他们的期望值太高，达到了 100%，所以他们的自我感觉不太好。

　　经过讨论，他们开始改变期望。他们意识到，哪怕自己尽了全力，仍然救不了一些病得很严重的人。但他们可以帮助这些病人有尊严地死去，并在此过程中为病人家属提供支持。如此，通过将期望值设定得更合理，即使无法阻止死亡，他们也会开始以感觉良好的心态继续工作。

　　降低或改变期望并不意味着放弃再一次尝试超越或让自己平庸。这意味着开始评估形势，并以巧妙的方式应对。当你选择改变期望值时，你必须做出判断。请记住，对于患有抑郁症的人来说，默认的做法是选择那些不切实际的期望。他们说："如果放弃我的高期望，我可能会失败。是我的高期望让我走到了今天。"确实是这样，努力没有错，但是我认为没必要担心放弃高期望就可能遭遇失败。我们重点谈论的是改变自己的观点并对自己有同情心。

　　以冥想过程本身为例。如果每天都做一些冥想，即使做的是完全相同的引导冥想，你也会开始注意到这几天可能会有很大的不同。有一天，你可能会说："哇，我今天真的很专注。"而第二天，你可能会说："我今天真的心不在焉。"你也可能会说："今天什么都没发生。我甚至睡着了。"因此，如果你希望每天都能真正集中注意力，那么在你没有集中注意力的那天，你会有一种失败的感觉。

有了这样的期望，"我的思想每天都有所不同，所以我可以接受现在的一切，并对此感觉良好"。这包括在你试图达到某个特定的目标时放弃行动模式，然后在你接受当天发生的事情时转化为同在模式。有一天，你可能会觉得自己是一个新手冥想者；第二天，你可能会觉得自己是一个冥想专家。我的建议是，你要改变观点，将这种变化视为完全正常。

接下来看看幸福感公式会导致陷入抑郁的另一种方式。有一个女人，她想去跳舞，但是她又觉得自己不能去，因为她认为自己超重了。她的抑郁思维陷阱是她觉得她只有与自以为是的方式不同时，才能开始做自己喜欢的事情。她通过正念练习发现，这个想法仅仅是一个想法而已，尽管她并不认为自己达到了期望中的理想体重，但她一样可以去跳舞。这个抑郁思维陷阱是她觉得需要改变才能做些什么。这与对她最有帮助的方式恰恰相反：如果她去跳舞，那可能会很有趣，而且实际上会改变她的自我概念。

评估一个人是否现实的一个方法是看他如何在日常生活中利用期望，即用正念视角进行思考。如果用自我批评打击自己，则可能使自己产生很高的不切实际的期望。例如，也许你会说："我绝不可以犯错。"但每个人都会犯错，这是人类的特性。如果你的期望是追求完美，并且你用它来进行自我批评，那么这种情况就表明你处于不切实际的期望之中。

你没有为自己设定一个能提升幸福感的目标。抑郁会导致错误的想法，在自我概念得到改善之前，需要用行动来应对。

抑郁症患者的困难之一是对自己的看法（你认为自

己是什么样的人）和理想化的自己（你认为自己应该是什么样的人）之间的差距越来越大，心理学家克莱顿·巴比欧创造出"应该做这样的自己"这个术语来描述这一点。有些人说抑郁症患者最常见的特征之一是应该做这样的自己，例如，你可能会想，"我现在的样子有些不对劲"，因此"我应该是另外一个样子"。当你应该做这样的自己时，你会认为，"我不应该是现在这个样子"。用"如果……就好了"来代替"应该"，可以弱化"应该"一词。例如，"如果我更瘦（更富有、更聪明等）就好了"，它消除了对自己的绝对要求。

伴随抑郁而来的自动消极想法通常会加速情绪的螺旋式恶化，用心观察思考过程可能会让这种螺旋式恶化中断。当你开始思考应该做这样的自己时，不妨想想印第安人坐牛的话："在伟大的精神面前，每个生物都是独一无二的。鹰没有必要变成乌鸦。"然后，你会清醒地认识到你此时此地现在这样的生活，并没有什么问题。

伊丽莎白加入了正念认知疗法小组，期望完全摆脱焦虑，产生焦虑的想法能完全停止。她焦虑的想法包括她的孩子正遭遇不幸。然而，她开始意识到，她可能永远不会完全消除产生焦虑的想法。但是，她学会了不理会这些想法。

当她练习冥想时，她开始能够给自己的想法贴上标签——例如，"这是一种焦虑的想法"——这样她就能够以旁观者的视觉观察这种想法，而不是对想法做出反应。这种想法不在她的脑海中，而是在背景中。有时它们会出现在脑海中，但出现时，她可以将其看作思想而不是看作事实。她也开始发现：当感到焦虑时，这并不意味着一定出了什么问题，而只是她的脑海产生了这些想法和感觉而已。

在领悟的过程中，伊丽莎白特别喜欢斯蒂芬·海斯在他关于接受与承诺疗法的工作中第一次描述的一个比喻。假设你正在举办一个聚会，你已经计划了几个月，几乎邀请了所有的朋友，除了贝西阿姨，因为你不太喜欢她。她刻薄、挑剔、无礼，而且参加聚会时从不带礼物来。可当你和你的朋友正在享受聚会时，你看到谁来了？竟然是贝西阿姨！

你要做什么？你要把门关上，不让她进来？如果你这样做了，你还能享受聚会吗？肯定无法享受了，因为你会和贝西阿姨闹得不可开交。如果你让她进来，聚会可能会有一点点痛苦，但在大多数情况下，你仍然可以享受和你的许多朋友聚在一起的时间。在这个比喻中，贝西阿姨代表了你的抑郁或焦虑。你越是努力想将它拒之门外，你就越不能享受聚会——在这种情况下，你就越不能追求自己的人生目标和价值观。如果你多一点宽容，虽然可能会有一些沮丧或焦虑，但你仍然可以朝着你想要的方向前进。

伊丽莎白能够将她的人际关系转移到她的思想上，并意识到她的思想虽然会产生焦虑，但并不一定会成为生活前进的障碍。她不再像以前那样觉得有必要回应这些想法，正念使她能够识别正在出现的想法，并熟练地做出反应。此外，通过练习摒弃思想，将注意力放回呼吸，通常能不必总被思想左右。伊丽莎白变得更有能力将注意力集中在自己选择的事情上。她知道，当她的思想出现在她的意识中时，她虽然无法控制自己的思想，但可以选择如何做出回应。

农民和佛陀的故事说明了期望的作用。一个农民来拜访佛陀寻求建议，他从热爱农业开始，详细地描述了他的问题，但是有些年遭受干旱，有些年遭受过度降雨，这使得他难以持续生产作物。佛陀回答说他不能帮助农民解决这个问题。

农民继续对佛陀倾诉，他爱他的妻子，但是她经常说一些让他非常不高兴的话。然后他谈到了他的孩子们，他也爱孩子们，但孩子们经常让他失望，不会按照他的要求去做。佛陀说他不能帮助农民解决所述的任何家庭问题。

农民非常失望，认为佛陀根本没有帮助他，然后转身离开。佛陀此时叫住了农民，问他是否知道自己真正需要解决的问题是什么。农民问是什么问题。佛陀回答说，农民希望永远不会有他最初描述的任何问题。佛陀接着又解释说，如果农民放弃这样的期望，他就会更快乐。

就像农民希望没有任何问题一样，无限的期望不可能实现。只要我们坚持我们长长的期望清单，就会感到失望。

另一个可以帮助我们理解期望的是与海浪有关的比喻。如果一个大浪要来了，很多人认为最好的处理方法是不要越过大浪，并转向一边，快速游泳；但这个做法通常是徒劳的。相反，最好的做法是一头扎进去，穿过大浪。从某些方面而言，这就像给贝西阿姨开门。

事实上，海浪的比喻非常有用，表明我们应以正念来看待思想和感觉。如果你在海水中待一会儿，你会发现海浪会不断向你袭来。第一次袭来，海浪可能真的会将你撞倒。你可能会感觉到海浪冲击你的力量，这可能令人不安。然而，随着时间的推移，你会意识到，海浪来了又走了。它们不再是一个意外。你可以预料到它们所带来的影响，通过这种方式，你可以更好地面对迎面而来的海浪，并意识到它们完全没有你最初想象中的那么凶猛。当然，这个比喻本身并不完美，因为有些海浪可能是致命的，完全远离海水也是一个明智的做法。正念认知有助于对情况做出巧妙的反应。

身体和认知症状

抑郁症会出现一些身体症状，如疲劳、精力消耗大、睡眠模式改变、食欲改变以及感觉迟钝或焦虑。抑郁症也会出现一些认知症状，如产生内疚、无价值和绝望的想法。这些认知症状与身体症状一样是抑郁症状的一部分。不幸的是，人们经常不会察觉到，并倾向于相信这些症状的存在，就好像症状是事实一样。例如，一个抑郁的人认为"未来无望"是一个事实，而不是一种症状。所以，我们需要意识到这是一种想法而不是事实。

米歇尔称，过去她曾认为自己有抑郁症，而不是认为这与她思考的方式有关。当她意识到决定她情绪的是她对事件的想法而不是事件本身时，她的经历发生了变化。她对自己想法的正念认知帮助她改变了观点。

对米歇尔而言，最重要的变化是控制信念。她不再认为自己的经历来自自身以外的东西，而是意识到它是内在。这让她有了一些控制感，有能力控制自己的思想。她不再认为自己只是受到事件的冲击。

这种从感觉自己无法控制——事件或情绪——到感觉自己有所控制的转变本身就有强大的抗抑郁作用。在接受心理治疗的个体中，这种感知控制信念的变化，其效果已经在临床上得到证实。

朱丽叶描述了一个特殊的事件，帮助她理解了自己的想法以及它们与自己的情绪的关系。一天下午，她回到家，发现自己没有带钥匙，也没有带手机，所以无法给丈夫打电话。她变得心烦意乱，然后想到她的丈夫可能和朋友一起出海了，短时间内不可能回家，她感觉更糟糕。她发现自己越来越生丈夫的气，因为他不能来救她。想到他可能五个多小时都不会回家，她感到越来越愤怒。很快，愤怒变成了沮丧，因为她觉得自己被故意抛弃了。丈夫在外面享受，而她正处于痛苦之中。

她已经在家门外站了将近一个小时，变得越来越愤怒和沮丧，这时她的丈夫突然从里面打开了门，原来他一直在屋里。当他打开门看见她时，他告诉她，当她没有回家时，他有多担心。当她梳理完所发生的事情，并意识到自己对被拒之门外和被抛弃的感觉有多愤怒和沮丧时，她也意识到这只是她所能想到的故事情节而已。她不是出于自我怜悯，原谅自己犯了诸如忘记带钥匙、手机之类的人为错误，而是经常构建一种受委屈的场景，以此将责任转移给别人，并幻想熟悉的故事情节。

自我同情通常会使自己更加接纳原本的自己。即使当我们发现所希望的东西与现实有差异时，从自我同情的角度来看待，也会弱化极端的看法。这种冥想使我们对自己的看法变得温和。

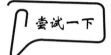

自我同情和接受冥想

- 坐着或站着，闭上眼睛，专注于鼻孔呼吸。

- 注意身体中存在的感觉，例如，与椅子的接触点或脚与地板的接触点。

- 然后回想生活中想改变的行为。当你第一次尝试这种冥想时，不要选择改变生活的主要行为，而是选择一个想改变的小习惯或癖好。

- 注意你对自己说的关于这个行为的话。你的内心怎么自我批评？你的感觉如何？你内心的自我批评可能希望你改变，也许是通过力求完美来改变，但自我批评是否有用？

- 将自我同情运用到行为中。首先感谢内心的自我批评建议你改变。然后放下自我批评，为更有同情心的自我腾出空间。

⊙ 进行自我同情。这个自我看到了有问题的行为，但是想要改变，并不是因为你是一个坏人，而是因为改变会减轻你的痛苦。问问更有同情心的自我，"我会给有这个问题的朋友什么建议？"或者"我最有同情心的朋友或导师会对我说什么？"

⊙ 回答完这些问题后，让注意力回到呼吸上几分钟，然后让思绪回到在房间里的此时此刻。

▶ *Chapter 2*
重新认识痛苦

根据杨增善老师的说法，疼痛，无论是身体上的还是情绪上的，在生活中都不可避免。正是我们对接受疼痛的抗拒产生了我们经历的大部分痛苦。描述这方面的简单方式之一是以下公式：

$$痛苦 = 抵抗 \times 疼痛$$

我们越是抗拒疼痛，痛苦就越大。你可能会想："抗拒不愉快的情况不是很自然的事吗？难道我放弃抵抗抑郁，它就不会将我击垮吗？""抵抗"在抑郁症中是指倾向于避免任何可能激活或恶化抑郁情绪的事情。在某种程度上，抵抗就像是试图掩盖瘀伤，这样就不会触碰到，疼痛也不会加重。绷带可能有助于防止更多的瘀伤，但代价是能力受限。

患了抑郁症后，你可能会因为害怕被拒绝而回避人际关系，可能会因为害怕暴露想象中的无能而避免高要求的工作，可能会因为害怕未来失败的尴尬而主动避免成功，可能会待在家里避开难相处的人，可能会用药物或酒精来减轻抑郁的痛苦。

与你的意图相反，这些回避策略更有可能让你陷入抑郁，甚至加剧抑郁，而不会获得任何持续的缓解。此外，当你运用这些策略时，它们会逐渐建立起一种更受限制、更孤独的生活，逃避人际关系和负责任的工作会使你难以得到进步。一旦你开始避免可能导致抑郁的风险，即使是你最初能够接受的风险也可能变得有威胁。你试图保护的脆弱瘀伤不会消失，它会主宰你的生活。

吉恩的经历就体现了这一点。吉恩多年来一直处于抑郁的状态，她想发展新的恋爱关系，但每当要尝试这样做的时候，她都会认为会被对方拒绝。她想投入这种关系，渴望被接受，但认为对方会拒绝她的想法仍会继续出现。每当一个新的恋爱对象做出她认为是批评的言辞或姿态时，她就认为这种会被对方拒绝的想法得到了印证。

她的想法告诉她，她需要解决问题，通过变得更加顺从来避免被拒绝。但这样的努力总是事与愿违，她对自己的牺牲没有奏效感到愤怒。而当她的愤怒消失以后，她陷入了更深的抑郁，甚至不再尝试发展新的关系。

当她学会正念冥想时，她变得愿意冒险，体验被拒绝的痛苦。她开始认识到自己的大脑是如何产生关于她的关系中会发生什么的故事。一旦意识到她的故事只是想法而不是事实，她变得更愿意尝试再次约会，不必出于回避而保持孤立，认识和将自己暴露在风险中的意愿给她带来了再次追求恋爱关系的自由。

产生焦虑的方式大致相同。以恐慌症为例，一次恐慌发作不会自动产生恐慌症。仅当对另一次恐慌发作的恐惧成为一个人生活中最重要的组成因素时，它才会变成一种障碍。在这种情况下，这种人开始避免出现在恐慌发作的场所，以防止恐慌再次发作。在商店、购物中心或其他公共场所等如果再次发作就不可能轻易避开的地方，经常成为这种人的禁区。随着时间的推移，他们回避的范围越来越广，甚至可能无法离开家。研究表明，导致身体和情绪处于痛苦状态的大部分障碍的原因是这些回避行为，而不是恐慌发作本身。

情绪痛苦的附加层

罗伯特·萨波尔斯基在前面提过正念练习对大脑警报区域的影响，他也观察了动物和人类的痛苦，并指出人类除了身体上的痛苦，还有一层痛苦。他称人类遭受的这种痛苦是偶然的，意思是"附加的"。例如，如果一只熊的爪子上扎了一根刺，它不会产生诸如"为什么扎的是我？"这样的问题或者"我做错了什么才会这样？"的想法。熊只是经历了身体上的痛苦，但没有人类思考和左思右想时所经历的额外痛苦。人脑研究表明，痛觉位于大脑的某个区域，但其他区域也与这个重叠部分相关。

对人类而言，接受情绪上的痛苦而不将其放大，就像接受身体上的痛苦一样困难。例如，某些人开始从恐慌症中恢复时，不是在他们停止恐慌发作时，而是在他们开始接受恐慌症只是恐慌发作而不是可怕的灾难时。当他们开始将生活中的一个小插曲标记为恐慌发作而不是心脏病发作或者失心疯发作时，他们的痛苦就开始减轻。

抑郁症也是如此。抑郁症患者有明确的情绪痛苦，对情绪痛苦的抵抗往往会放大痛苦的折磨。这种抵抗可以有多种形式：人们可能试图以否认的形式来避免痛苦，试图用物质来抑制痛苦，或者试图表现出强迫行为来应对痛苦。对抑郁的态度，类似于对恐慌发作的恐惧，同样会增加痛苦。"抑郁意味着我是一个软弱的人。""抑郁意味着我是一个失败者。""这意味着我将永远这样。""我将永远让我的家人对我的病感到失望。"诸如此类的自我批评会加剧痛苦。此时重要的是要意识到，这不仅仅是最初的情绪痛苦，更是因痛苦的叠加造成了多重心理折磨。

在另一个我们如何放大痛苦的例子中，痛苦研究员亨利·比彻和他的同事在"二战"时期曾对在意大利安齐奥海滩登陆时受伤的士兵进行了一项研究。他们将受伤士兵的经历与在美国接受胆囊手术的男性平民进行了比较，比彻在士兵和平民中根据年龄、既往疾病和组织破坏的程度进行对比。士兵们受了很严重的伤，但只有少数人表示其疼痛的程度需要药物治疗。总体而言，有32% 的士兵和 83% 的平民需要麻醉。比彻指出，组织损伤的程度和经历的疼痛之间没有依赖性关系，伤口的意义似乎是区分两个样本的主要因素。士兵们经历了从战场上的解脱，而平民们则经历了日常生活的中断。

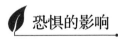 恐惧的影响

恐惧是痛苦的重要叠加。对身体疼痛的研究表明，

害怕经历疼痛是个人障碍程度的主要决定因素。恐惧驱使人们寻找阿片类物质，有时还会进行不必要的诊疗。由于情绪上的恐惧，其影响也可能是极大的。对某一事物的恐惧产生畏惧，对其他人的恐惧产生社交焦虑，对恐慌发作的恐惧产生恐慌症，对再次经历创伤事件的恐惧产生创伤后应激障碍，对抑郁的恐惧导致生活受限。

在日常生活中也可以发现痛苦、抵抗和疼痛之间的关系。想象一下，在一个星期五的下午，你有一颗牙齿开始疼痛。你在下午晚些时候打电话给牙医，发现牙医下周一之前都不在城里。牙齿疼痛会怎样？很有可能会继续困扰你，甚至在周末强度会增加。但是，如果情况有些不同，会发生什么？

想象一下，如果你在周五下午晚些时候打电话给牙医，牙医让你周六早上第一时间来就诊，你一定会感到很轻松。通常到第二天早上你去就诊时，疼痛要么已经消失，要么已经减弱，以致你甚至无法识别是哪颗牙齿让你感到痛苦。一旦听说可以在早上第一时间去看牙医，你对疼痛的抵抗力立刻下降。当你接受了疼痛，疼痛也就减轻了。大概导致最初的疼痛的牙齿问题并没有消失，但是你对这种感觉的态度发生了戏剧性的变化。

一名正念认知疗法小组成员分享了她的背痛问题。唐娜认为她的背痛是衰老的征兆，而不是可治疗或暂时的疾病。她解释称，她对自己的身体衰弱感到沮丧。痛苦不仅仅是因为疼痛，她认为衰老才是造成痛苦的主要原因，身体和情绪上的痛苦都是如此。

造成痛苦的不仅仅是疼痛的刺激，更多是因为我们对它的抵抗。我们对它的想法，对它的不公正，对它的预测，以及对未来的想象，导致了许多痛苦。

值得注意的是，当一个人要求预测未来某个时间的疼痛程度时，遭受疼痛的个体的预期疼痛程度几乎一致显著高于后来的实际疼痛程度。疼痛研究表明这是一种常见的误解，疼痛往往会随着时间而趋于稳定，而不会继续加重。如果你能接受这一点，它就会开始改变你对疼痛的抵抗，减少随之而来的痛苦。

在慢性疼痛患者的功能性磁共振成像中有显著的发现。经过正念练习之后，个体的大脑皮层感觉区域持续发生激活变化，该感觉区域与涉及疼痛的身体部分相关。但是，在正念练习之前受影响的相关区域恢复正常。这表明正念能促进接受度的提高、抵抗力的降低以及对疼痛感觉的认识，从而减少痛苦。对疼痛状态的心理学研究表明，恐惧和回避行为是影响疼痛程度的主要因素。减少这些因素，即使疼痛的刺激根本不会改变，也可以改善功能。

另一种让自己远离脑海中浮现的批判性想法的方法是用冥想来探索它们的来源。如果你能识别出一个批判性想法来自你过往的一个人，或者一个与现在出现的批判性想法背景无关的人，也许仅仅这种识别就能让你慢慢消除这个想法。

正如我所提及的，有一次我在冥想并将注意力集中于呼吸时，我对一个烦人的工作情况的想法不断出现。批评的声音告诉我，我应该更好地处理这种情况。我意识到这些想法背后的批评声音属于我的一个同事，就好像她在和我说话，因为她不是我经常寻求建议的人，于是我想："我为什么要听她的意见并放在心上呢？"这就好像在高速公路上被一个不顾及他人的司机挡住去路——我是否应该为此而持续恼怒？因此，接二连三的批判性想法随之消失，我也得以走出曾经深陷其中的痛苦心境。

下面介绍一种可以帮助你识别某些批判性想法的来源的冥想方法。

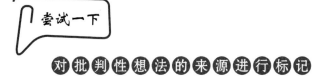

对批判性想法的来源进行标记

- 从注意力集中在通过鼻孔进进出出的呼吸开始。

- 将注意力放在呼吸上，然后，在接下来的五至十分钟内，注意脑海里出现的任何批判性想法，一些告诉你犯了一个错误、你本可以将某件事做得更好或者某件事没有达到预期效果的想法。

⊙ 将一条最令你不安的意见单独提取出来。这听起来像是谁的语气？谁曾经对你说过这种话？现在是否有理会那个人的理由？谁曾在不同的环境下对你说过这种话？有什么理由认为它适用于这种情况？

⊙ 不管原本是否出于善意，这些话都不再有任何用处。不管是谁说的，请将其统统抛诸脑后。你已经抛开了这些批判性想法，选择不再让其对你的生活产生影响。

Chapter 3 1

接受暂时的不适

　　我们常常努力避开让自己感到痛苦的精神状态和身体状态。自相矛盾的是，这些努力往往会加剧我们的痛苦。想象一种你不得不做自己不喜欢的任务的情况，例如，在医疗环境下，有一种情况可能是住院医生（在训医生）必须随叫随到。许多住院医生认为随叫随到在某些方面令人非常不愉快，比如，不能像往常一样拥有充足的睡眠时间，以及必须时刻准备好处理紧急情况等。对于极度不喜欢随叫随到并尽可能避开提供这种服务的住院医生来说，伴随而来的是巨大的痛苦。然而，其他住院医生并未出现过多的抵抗心理，他们认为随叫随到是一个能够获得学习经验和提高自主性的机会。这些住院医生并不觉得随叫随到很痛苦，而且始终以积极的方式处理相关任务。

接受由沮丧引起的情绪痛苦并不等同于无奈认命。当一个人说他对正发生在自己身上的事情感到无能为力时，那才叫无奈认命，也就是所谓的"我什么也改变不了，所以我只能默默忍受"。而接受是截然不同的，这种做法会承认某些事的存在，但并不会阻碍承认后会发生的事，最终的结局是开放式的。

接受现状实际上是改变现状的第一步。例如，只要有酗酒问题的人否认自身存在健康问题，他们就无法在治疗方面取得任何进展。如果他们真的承认自身存在健康问题，但随后又缄口不言，那么可以说，在最终的结局上，他们已经认命："我就是个酒鬼，对此我也没有任何办法。"相比之下，开放式接受其实是解决问题的第一步。然后，这些人可以参与到许多迥然不同的可能疗法中。他们可以通过参加匿名戒酒会来帮助戒酒，或者也可以参加相关的住院治疗或门诊治疗计划。接受心态能够让他们巧妙应对当下所处的状态，如果他们愿意，还可以采取一些措施来改变这种状态。

当出现一些不良情绪反应，如抑郁和焦虑时，接受其实是违背本意的。有谁会想陷入抑郁和焦虑中呢？我们通常都会试图尽可能地远离抑郁和焦虑。然而，这种做法实际上并不能很好地处理不愉快的心理状态。不愉快的心理状态往往会让人"深陷其中"，无法自拔。

是否尝试过将手指从中国式手指网套里拔出来？你会发现越用力拔手指，手指就会卡得越紧。成功拔出手指的关键在于轻轻来回移动手指，然后将手指慢慢地拔出来。同样的道理也适用于心理状态方面。威斯康辛大学的神经科学研究人员里奇·戴维森发现，回避策略能够激活右侧背外侧前额叶皮层，这是与抑郁和焦虑增加密切相关的主要区域之一。研究还发现接受心态能够激活左侧背外侧前额叶皮层，该区域与缓解抑郁的关联性极强，并且是一个能够采用新型抑郁疗法——经颅磁刺激激活的区域。正念冥想也能够促使左侧背外侧前额叶皮层激活的可能性大幅增加。神经科学研究发现，这种方法对大脑产生的影响与缓解抑郁和焦虑的作用相一致。

接受意味着让事情顺应自然规律发展。有时，你可能会发现这种做法难以接受。在上述情况下，使用"承认或愿意经历某种情况"这样的措辞可能会起到一定的帮助作用。实际上，接受心态使你能够灵活应对当下所遇到的任何事情。

我们可以发现，导致我们承受生活中大部分痛苦的通常并不在于生理疼痛本身。相反，让我们感到痛苦的根源在于我们对生理疼痛进行的抵抗——企图避开、抑制或分散我们对其的注意力。接受疼痛时，我们的抵抗心理会下降，伴随而来的痛苦也会随之减少。这听起来有点奇怪，但你可以试着接受沮丧或焦虑："嗨，我的老朋友。"当你这样做的时候，就意味着你打开了紧闭的"心门"。此外，正如正念认知疗法的一位参与者所言，心门紧闭其实是一种幻觉，因为心门事实上并不存在。

一种留意疼痛的方法

一种对待疼痛的方法是尽可能多地消除带来疼痛的原因。例如，一只生活在森林中的熊可能会将扎进爪子里的刺拔出来。如果不拔掉这根刺，熊就会陷入无穷无尽的疼痛之中，但它不会像"人类"一样，做出责怪自己或责怪别人的事情。如果你能拔掉让你感到疼痛的刺，那就拔掉吧。对于抑郁而言，这可能意味着摆脱让你感到困扰的棘手工作或人际关系。如果不能摆脱这种状态，就将正念应用于痛苦中。你可以像留意呼吸一样留意痛苦。

留意痛苦的性质、痛苦的强度以及痛苦是如何时刻变化的，留意伴随痛苦而来的各种想法。试着将正念集中于痛苦上，看看这样是否能使你接受痛苦。很多痛苦的根源在于消极的想法，比如，"这种情况会不断增加""这意味着我很无能"或"我再也受不了了"。

这些想法甚至在你忍受当下的痛苦或是在痛苦处于稳定强度水平时都会出现。会感到痛苦，当然不代表你无能。

我前面已经提到我用冥想成功治疗偏头痛的经历。偏头痛第一次出现时，我深受疼痛的折磨。我告诉自己我再也受不了了，还预测我在第二天不能发表重要的演讲，因为疼痛会让我丧失演讲能力。于是我开始将正念应用到这种疼痛中：我意识到我正在忍受疼痛。当我只关注当下的时刻时，我注意到我正深陷痛苦之中，注意到我在预测未来的负面结果，并且我可以将这种想法抛之脑后，回到现实中。最后，我通过审视自己的痛苦得以解脱："仍然会感到痛苦。"采用这种看法，我的疼痛得以大幅减少。痛苦其实依然存在，只是我与它之间从此多了一扇窗户，而不是像以前一样融合如一。

事实上，痛苦的程度往往会在某个特定时间点趋于平缓，然后停止增加。这并不是说痛苦令人愉快，而是没必要陷入对不断增加的痛苦的恐惧。接受痛苦实际上可能会减少对痛苦的所有预测，接受痛苦的本来面目可以让你对痛苦能做点什么，产生不同的看法。如果你能专注于当下的痛感，那么痛苦分量可能会显著减轻。

这种方法非常适用于抑郁症带来的痛苦。抑郁症最令人苦恼的一个方面是因为抑郁而抑郁，以及担心自己会变得更加抑郁。如果你患有抑郁症，你通常会对抑郁产生各种各样的想法："这种情况会变得越来越糟。""这种情况将永远持续下去。"当这些想法不断出现时，你并不会意识到它们其实只是想法而不是事实，因此可想而知，这些想法会导致你更加抑郁。

一位参加正念认知疗法课程的女士说："当我试着冥想时，我的脑海里会冒出一大堆消极的想法。"起初，这位女士接受了这些想法，就好像它们是真的一样。如果她接受了这些想法的真实性，她的抑郁症状可能会随之增加："现在我知道了自己身上存在很多的不足与缺点，这令我更加沮丧。"然而，通过正念冥想，她开始意识到实际上是她的大脑产生了一堆消极的想法。她开始改变与这些想法之间的关系，并试图让大脑停止产生这些想法。她隐约体会到，抑郁症状及其明显不可战胜的想法并不一定会成真，也不需要变成像铁一般的事实。

在传统认知疗法中，你可能会将注意力放在自己会产生抑郁的想法上，并试图辨别在抑郁想法中发生了什么样的认知歪曲。然后，你会迸发出一种可以替代或更为平衡的想法来取代消极的想法。通过正念冥想，一个想法不会被另一个想法所取代。你只需要意识到这其实只是个想法而已，就能让它消失殆尽而不对它附加效力。如果你能在专注呼吸的同时放弃胡思乱想，你就一定能够摒弃抑郁的想法。

🍃 评估想法的准确性

一位正念认知疗法课程的参与者问了一个关于如何将正确想法与错误想法进行区分的问题。她表示："每当照镜子时，我就觉得自己很胖。我认为这是一个正确的想法。"评估想法的其中一种方法是利用客观的衡量标准。在这种情况下，这位女士可以称一下自己的体重。但是客观的衡量标准往往达不到预期的效果，因为沮丧的人会涌现一大堆合理化的理由来证明消极想法的真实性。例如，"尽管我的体重在正常范围内，但因为我的骨架很小，所以我真的很胖"。

我们发现能够帮助人们辨别想法正确与否最有用的方法之一是，让人们仔细思考这些想法是如何发挥作用的。如果某种想法使你感到自责不已，并且在你思考之后，情况变得更加糟糕，那么这种想法很有可能与抑郁息息相关。你可以通过问自己，在产生某种想法的当下有什么感受来提高评估的准确性。例如，当你想到"我很胖"时，你的感受如何？如果你感觉心情很不好或变得更加沮丧，意味着这是一个很好的假设证据，证明这个想法来自你产生抑郁的大脑，而不是你的亲朋好友。

人的大脑特别擅长产生引发恐惧的想法。这些想法可能与真实而危险的情况有关，但如果你患有抑郁症或焦虑症，那么你的恐惧想法很有可能来自你的大脑，而非亲朋好友对你的看法。能够帮助人们克服恐惧的一句话是"看似真实的假象（FEAR）"，FEAR 使人们经常错过原本有助于缓解抑郁的情况。例如，你在某个时刻觉得很沮丧，但由于你认为没有人会愿意在聚会上与你交谈而选择闷在家里，这种行为就会杜绝你进行积极社交的可能性。

当面对恐惧想法时，你能做些什么？在此之前，我们认为对无牙的狮子的大声怒吼最熟练的反应可能是朝着狮子的方向快速奔跑。同样的道理也适用于情绪痛苦。患有恐慌症的人通常会尽最大努力地回到他们曾有过恐慌发作的场所和情形中，并意识到他们正在经历的只是恐慌发作，而不是惊天灾难。抑郁症也是如此。与其因为害怕遭受拒绝而逃避与他人互动，不如将结识他人作为恢复正常的一种途径。与他人避而不见会切断社交关系，而这种关系恰恰可能会改善你的抑郁症状。

一旦你能够从正念角度看待消极的想法，你就会发现你并不需要这些想法来支配你的行为。

心情如同天气

　　很多正念认知疗法的参与者表示，他们产生了一种新的能力，能够将自己的心情视为相似的天气。他们开始将心理状态视为只是暂时存在，而不是以前陷入抑郁时认为的会永久束缚。例如，学会对自己说"今天是郁闷的一天"能够改变当下的整体情绪。你就不会继续处于沮丧状态，你只是在今天产生了沮丧的想法或感觉而已。今天是郁闷的一天，但并不代表每天都会这样。

　　詹尼弗描述了自己对抑郁态度的转变。她表示，由于正在考虑备孕，她已经逐渐停用所有抗抑郁药，但不确定如果完全停药，她要如何应对抑郁。在疗程间隔周，她曾有一两天感到抑郁，但并未感到绝望，而是陷入了新的抑郁发作，她告诉自己，她的思想并不是她的朋友，"这真是一件令人沮丧的事"。她告诉自己，她以前也曾沮丧过，并且这种情况通常会在几天内消失。她提醒自己，仅仅因为一两天出现抑郁症状并不意味着她必定继续陷入抑郁之中。通过这种方式，她能够避免因感到沮丧而陷入长久的沮丧之中。通过增加对抑郁作为一种暂时状态的接受，她所遭受的痛苦也随之减少。她避免了陷入进一步抑郁的恶性循环中。

另一个小组成员也描述了自己早期的行为：每当她感到沮丧时，她就会陷入绝望，认为自己可能会永远处于这种状态中。

她想象自己将孤独无助地度过往后余生。经过讨论后，她才明白这样的想法会自觉加重任何已经存在的抑郁情绪。她开始意识到这种压抑经历是由大脑产生的短暂心理活动造成的，而与她的朋友无关。她可以做树叶冥想，照着那些想法在脑海里描绘树叶顺流而下的画面，然后练习看着树叶越漂越远。

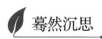 蓦然沉思

茱莉亚认为，她的抑郁与炎症性肠病密切相关。在出现新的健康问题之前，她几乎没有患过什么疾病，生

活方式也非常健康。尽管病情可以得到治疗，她还是会陷入沉思"为什么患病的是我""我到底做错了什么才会患病"等诸如此类的问题。

当她练习冥想时，她开始将自己的想法看作心情低落的不良产物。于是她问自己："为什么患病的不能是我？"她意识到全世界有数百万人正在对类似的疾病做出抗争。随着这种心理状态的转变，她开始感到精神振奋。她意识到她一直将这种疾病理解成某种形式的惩罚，而不是需要治疗的健康问题，且这种疾病并不是专门针对她发生的。

茱莉亚注意到，她一直在反复沉思，试图找到一个她为什么会患病的答案。她认为一定是因为自己做的某些事才导致患上这种疾病，而且唯一的解决办法就是弄清楚到底是哪些事。因自己曾犯下的过错而陷入沉思，在抑郁症患者中十分常见，事实上，这个问题与人们的作为或不作为并没有多大的关系。没有证据表明茱莉亚的日常行为与她的发病有关。

可以回想一下我们之前就沉思所进行的讨论。沉思是抑郁的重要驱动因素，人们通常会想，如果他们在某些事上花费更多的心思，或许他们就能够顺利解决那些事。但沉思并不能解决任何问题。沉思是为了试图解决无法解决的问题，就像茱莉亚试图找出她患病的原因一样，这通常包含对过去的事件感到追悔莫及、心烦意乱。

沉思通常集中在这样的想法上，例如，"要是我不那样做就好了""要是我坚持自己的观点就好了""要是我做了不同的选择就好了"。这些想法的依据是，人们总幻想自己能够回到过去，并可以通过做出改变来纠正一些结局不太好的事情。诸如此类的想法通常是抑郁状态的驱动因素，主要原因在于人们并不能回到过去。

随着茱莉亚越来越关注自己的心理状态，她开始越来越留意自己陷入沉思的时刻。她接着表示："现在我已经能够做出选择，因为我可以选择继续沉思，也可以将注意力转移到别的事情上。我会做呼吸冥想，然后决定我是想继续沉思还是专注于自己的呼吸上。因此，于我而言，如果我承认沉思并认为我正在沉思，沉思就会带给我一些个人力量和选择，让我决定是否继续这个过程。"

查尔斯几乎一直对这样一种观念陷入沉思：如果他获得足够的财富，他就可以向一些因社交失误而排斥他的同学"证明"他们的做法大错特错。但他的沉思一直集中在处理无法解决的问题上——改变过去。在学习了正念认知疗法并专注于当下的时刻后，他逐渐能够放下自己在十几岁时形成的固有观念，并放弃对改变过去的苦苦追求，学会享受现在形成的人际关系。

另一位女士则想出了一种截然不同的方法。她表示，当她陷入沉思并注意到自己正在沉思时，她会放弃抵抗。"真正使这种状态更加强烈的是对它的抵抗与斗争。如果我对这些想法说：'没关系，既然你来了。那么请问你想要什么，你想达到什么目的？'然后我会说：'行。谢谢你能来。'这只是我与自己的一次内在谈话，有时我会大获成功，有时我也会铩羽而归。我发现如果我抗拒得越激烈，就越会激发我与自己猛烈争吵。"

接受意味着意识到存在的任何想法、感觉或感受，然后让这些想法、感觉或感受顺其自然。在正念认知疗法中，这种意识与缺少判断或批评相伴而生。接受可以被视为一种与内在经验保持直接接触的自觉意愿，使人们能够对当下所经历的一切发生改观，并转而接受现实。接受还包括放下对拥有不同的过去的任何执念。

正如麦可·辛格尔在其《不羁的灵魂》一书中所写：接受暂时的不适，可以引起某些改变。他通过描述看不见的栅栏在驯犬中的作用来说明这一点：小型发射器被置于沿"栅栏线"围住的地面上，以取代实体栅栏。如果狗一开始靠得太近，这些发射器就会对狗的项圈引起轻微震动。为了避免电击带来的不适，狗会学着不去靠近栅栏线，进而限制自己的活动范围。但从另一方面来看，如果狗愿意承受一些不适感，大胆越过栅栏线，就会意识到自己能够冲破那道看不见的栅栏，随之摆脱束缚。

因此，愿意减少逃避心理，事实上可以带来更无拘无束的自由感（尽管这对狗的主人来说可能并不是一件好事）。

这种情形也可以用来描述对焦虑或抑郁的恐惧不断加剧，进而给其生活带来影响的人。大卫是一个刚进入房地产开发行业的新人，作为工作的一部分，他必须分析商业计划并制订出关于商业计划的报告。问题在于，每当不得不在一大群人面前做报告时，他就会感到特别焦虑。这令他非常苦恼，因为做报告是他工作中一个很重要的部分。尽管他一直以来的梦想就是从事房地产行业，但他想换一份压力小一点的工作。

他开始参加正念认知疗法课程，希望借此缓解焦虑。正念认知疗法课程使他受益匪浅，他马上认识到，在没有灾难发生的情况下，他可以在团队环境中更加放松地工作。更重要的是，他开始意识到，当他在一群人面前发表演讲时，他对灾难发生的想法仅仅只是想法而已，其实事实并非如此。他接受了一种观点，即不必通过课程所学来迫使焦虑消失。如果大卫最重要的人生目标是在房地产行业取得成功，那么接受在完成职业任务时必定会面临恐惧的事实，将会推动他迈向成功。当他完成演讲任务并欣然接受自己的不适时，焦虑也逐渐得以缓解。他慢慢开始将演讲机会视为提升自己在房地产行业内的巨大潜力的机会。

并非任何场景都可以在大脑中重新定义，然后对其欣然接受。例如，为什么人们会对抑郁难以接受？这个问题听起来好像荒诞无稽。谁会愿意接受抑郁？难道不是每个人都想要奋力摆脱抑郁吗？遗憾的是，我们当中大多数经历过抑郁的人都无法永远彻底摆脱抑郁症状。

回想一下本书开篇中抑郁症的序贯治疗研究表明的事实，在进行四次为期十二周的抗抑郁试验后，只有43%的参与者得以摆脱抑郁症状。这一统计数据着重强调了改变人们与抑郁症之间的关系的重要性。如果我们可以欣然接受抑郁症，就能朝着自己的个人目标和价值观不断奋勇前进，尽管我们仍然会经历某些不堪症状。

事实上，我们并不一定要完全摆脱抑郁症才能奋勇前进，意识到这一点非常重要。如果我们采用一种全赢或全输的思维模式，即只有当我们彻底摆脱抑郁症时，我们才是有价值的，那么就会妨碍我们继续自己的生活。

接受恐惧

恐惧在我们如何看待接受抑郁中起到了重要作用。当你积极忍受抑郁时，考虑接受抑郁是违反本意的。自相矛盾的是，这种态度实际上可能会使抑郁症状加重。逃避不愉快状态的心理研究表明，试图逃避实际上会强化状态本身。

你是否听过"别想大象"这个实验？尝试一下。跟自己说："千万不要想到一头大象。"你现在在想什么？极有可能你想的就是一头大象。通常而言，我们越是试图逃避想大象，就越是会想到大象。同样，研究表明，试图逃避抑郁的想法和感觉可能会导致抑郁状态加剧。

与其试图逃避抑郁，不如勇敢面对抑郁。与抑郁相关联的想法是什么？感觉如何？身体感受如何？从自我审视的角度出发，你是否能看到自己正在经历抑郁？如果你看到了，说明自我审视能够提供一个关于你的经历的非核心观点——"啊，（写上你的名字）正在经历抑郁"。

抑郁症状和你的非核心观点之间的差距能够让你巧妙应对抑郁，而不只是条件反射式地应对。例如，一旦你看到你的消极想法是抑郁症状的一部分，而非对现实的准确描述，即代表自我解放，即使时间很短暂。

如果不能接受事物的本来面目，你所做的决定会变得严重受限，后果也将不堪设想。接受让我们打开选择之门，充分发挥自己的内在潜力。受限的决定和其他逃避的代价是不接受所致。

抑郁帮助你做出了什么选择？

我们来确定一下你在抑郁基础上所做的选择，例如，你由于抑郁而逃避的情况或关系。抑郁会对诸多问题造成负面影响，从职业决定到社交场合。由于恐惧失败和丢脸，你可能已经错过了一个相对突出的职业机会，甚至因此而变得更加沮丧，这是逃避潜在抑郁如何束缚你正常生活的一个例子。或者你逃避关系是因为你害怕自己会受到伤害和拒绝，从而变得更加沮丧。你可能已经将自己限制在一段不愉快的关系中，因为你认为得了抑郁症，就无法做得更好。

思考你与抑郁之间的关系，以及你是如何改变自己的正常生活以防止抑郁恶化的。正念可以帮助你从逃避抑郁的斗争中解脱出来，所以你能够改变与抑郁之间的关系。你无须因为逃避抑郁而苦苦挣扎，而应该用心体会这种经历的真实情况。

例如，当你感到意志消沉时，你是否注意到身体发生的变化？感到肩部紧绷或颈部紧绷？头部沉痛？没精打采？当注意到这些变化时，看看你是否真的能吸气到身体受影响的区域，让呼吸自由顺畅。

每次吸气时，你都可以反复默念"没关系"三个字，这与抑郁中相当常见的灾难化思考恰恰相反。这只是正念可以改善你应对抑郁的一种方式——留意抑郁给你带来的一切，而不是试图逃避抑郁。

另一种让人们意识到抑郁的方法是，评估当你感到沮丧时，你的时间观念会发生的变化。如果能放下对未来的抑郁的恐惧心理，将注意力转移到当下和呼吸上，你很可能会注意到你现在接受抑郁的能力有了很大的转变。你无须对未来发生的事情进行灾难化思考，你只需专注于当下，接受生活的本来面目。

这是将正念应用于抑郁状态的核心本质。回想一下外星人的比喻。如果这是你搬到另一个星球去的前一天，外星人会让你看到今天所发生的一切，让你无须对未来忧心忡忡。

正如我们前面所提及的，正念的其中一个关键方面是放下指责与批评。这在接受抑郁时变得尤为重要，因为自我批评对处于抑郁状态的人来说极其常见。感到沮丧而批评自己，会使你的痛苦大幅增加。抑郁最常见的症状是自觉出现消极想法，例如"我是个无能的人"或"我永远都是一个失败者"，而这通常会加深抑郁状态。人们普遍会出现诸如此类的想法，这种想法是典型的抑郁状态，意识到这一点非常重要。

花点时间认真思考一下。尽管你可能认为这些想法对你来说很不寻常，但事实上在患有抑郁症的个体中十分常见。这意味着在这个世界上，每天都有超过3亿人会产生这样的想法。你不是一个人。

接受不在我们掌控之中的事情可能会让你大受启发，尤其是当这种事情与抑郁密切相关时。天气就是一个完美的例子。假设你计划今天和朋友去野餐，但当今早醒来时，你发现外面正在下雨，而且天气预报说会持续一整天。你可能会对此感到非常沮丧，并说"这太糟糕了"或"这太令人失望了"。在这种情况下，你很难接受下雨这个事实。

但是，如果接受会如何？接受会导致一种完全不同的态度。当然，下雨仍然会影响你的野餐计划，但你能够更巧妙地应对这种情况。也许你会选择在有屋顶的凉亭下举行野餐，或者你可以去电影院看电影，或是参观博物馆，在室内度过一段欢乐的时光。接受现状，能让你更加适应下雨。

你可以选择用类似的方法来看待抑郁。你早上醒来感到很抑郁，与其认为这是一场灾难，还不如选择说"今天是郁闷的一天"。在将抑郁描述为目前所处的环境时（我们都知道天气会变），与其说你产生了"抑郁情绪"，不如说你对抑郁的态度发生了转变。这使你能将抑郁情绪视为暂时的过程，而不是会永远存在、无法改变的"庞然大物"。当然，此方法并不能抹除抑郁状态带来的痛苦和不愉快，但确实有助于防止经常伴随抑郁状态并导致遭受更多痛苦的道德说教和灾难化思考。

有人认为，正念在火花与火焰之间提供了一个间隙。在这个间隙，你能够巧妙应对当下所发生的情况，而不是陷入应激式反应中。有些时候，意识到自己有能力对某种情况做出正念应对是大有裨益的，即使仍未完全摆脱抑郁。你可能会说："我想去参加聚会，但是我感觉很沮丧，不知道我是否能去。"一种正念方法是用"虽然"代替"但是"来重新表述："虽然我感到很沮丧，不知道我是否能参加聚会，但我还是要去。"放下你必须彻底摆脱抑郁的想法，而是欣然接受抑郁，对自己说"事情就是现在这样"，那么你就可以重新过上正常的生活。

一个正在学习正念技巧的人描述了他重要的心得体会："当我在工作时，我对自己每天听到的批评声音瞬时觉悟。于我而言，批评的声音夹杂着各种焦虑、悲伤和沮丧。这些声音和我一样遭受折磨，它们只是破烂不堪的布娃娃而已。知道这些声音和我一样遭受打击后，我倍感欣慰。我对自己说：'给它们一些安慰和平静。每个布娃娃都想进来玩会儿。它们可能只是想找个玩伴，因为它们正在敲门，但又无法进来。'这就是我的瞬时觉悟。"

在结束这个关于接受的讨论上，我想提一个由心理学家史蒂夫·C.海斯及其同事描述的比喻。他们假设了这样一个场景，即一个公交车司机试图沿着某条路线到达目的地。然而，他受到了一群蛮横无理的乘客的干扰，这些乘客对他百般刁难并大吼大叫，试图迫使他偏离自己的优选路线。尽管这让人很不愉快，但乘客并没有对司机造成身体伤害。

如果公交车司机听从乘客的意见，偏离他的优选路线，乘客就会暂时安静下来。但如果真是如此，公交车司机就不能按时到达目的地。从某种程度上而言，如果公交车司机想要按时到达目的地，他就必须决定走自己的优选路线，即使他不得不忍受来自乘客的干扰。

在该比喻中，我们可以将公交车想象成自我审视，这样就可以看到大脑（司机）与使人分心的声音（蛮横无理的乘客）之间的斗争。当司机接受让人不快的言论，但不听从乘客的意见时，他就能够驾驶汽车按时到达目的地。

乔安妮描述了对自己"蛮横无理"的乘客贴标签的过程会带来多么大的帮助，且无须采取其他任何行动。

她最"蛮横无理的乘客"是焦虑和抑郁，对焦虑和抑郁贴标签，让她能够更客观地看待它们，将其与自己分开。这种标签本身就具有非常强大的大脑效应。例如，大卫·克雷斯韦尔和理查德·利伯曼对长着一副让人产生情感共鸣面孔的人进行了研究。与仅仅只是进行观察相比，对焦虑和抑郁贴标签往往会降低大脑中"警报"区域的活动，如杏仁体。似乎运用理性和指责来完成贴标签有助于减少画面的情感刺激。

必须要认识到接受不等于认可。接受意味着承认某个问题，而认可意味着容忍某个问题。

假设你有一个酗酒的配偶，但你拒绝承认这个问题或拒绝做出任何努力去改变。如果你认可这种行为，你会同意这种行为在未来不会发生改变。接受意味着承认这个问题，然后决定接下来要做的事——例如，维持关系、断离关系，或者开始参加酗酒者家庭互助会，这个组织旨在帮助家庭成员应对酗酒的亲朋好友。接受意味着承认事物的本来面目，能够使你行动自由。

下面介绍一个简短但有用、可以促进自我接纳的呼吸冥想，其目的是用计数作为指南。目标并不是越数越高，而是保持注意力集中在呼吸上。

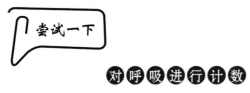

对呼吸进行计数

⊚ 专注于进出鼻孔的呼吸。

⊚ 几分钟后，开始计算每次吸入的次数。从零开始，一直数到十。数到十后，再回到零重新开始数。

⊚ 如果你注意到自己心不在焉，则摆脱干扰，从零开始计数。

⊚ 在你感到舒适的时间段里，保持稳定计数（并摆脱干扰），也许是五到十分钟。

注意你自己响应这种冥想方法的想法和感觉，这些

想法和感觉可能与你保持专注的能力一样重要。如果还
没数到十就开始走神，你可能会对自己加以批评，但大
多数参加我们正念认知疗法课程的人仅在数到三时就已
经开始走神！你对自己思想倾向的接受，会让你从自我
批评转向自我同情。你可能会对自己说，保持专注并不
像看起来那么容易，但你不必为此而深感自责。

▶ *Chapter 4*
在抑郁状态下不断实践正念冥想

从某种程度上看，将正念应用于抑郁症的治疗，违背了我们避免不愉快状况的正常倾向。通常，在这些状态下，我们会希望尽可能快地逃离抑郁或者尽可能将抑郁强力推开。与此相反，将正念带入抑郁状态会使我们自己静坐冥想，并关注抑郁情绪。

抑郁状态下会发生什么事？感到胸闷？大脑神经紧张？涌现出各种各样的负面想法？相反，在不试图逃避的情况下，将意识带入感觉、情绪和想法可能会使抑郁状态减少，抑郁状态下的大部分痛苦都来源于因沮丧而感到沮丧。

正念

你已经了解到正念是对当下时刻的一种意识，而不是在该时刻下的任何指责或批评。这可以以一种离散形式来进行实践，如身体扫描。只要你愿意，你可以随时随地进行正念冥想。

正念能够帮助我们接受事物的本来面目，让我们做出巧妙的反应，而不仅仅是对各种情况做出应激反应。正念能够产生对抗抑郁和焦虑的强大力量，原因在于正念只专注于当下的时刻。当专注于当下正在发生的事情时，你会停止对过去的问题或对未来的担忧的沉思。你可以关闭大脑的警报区域，进而增强解决问题的区域。

正念能够帮助我们从观察者的角度看待自己的想法和感觉，从而可以将此类现象看作心理事件。通过练习正念和远离抑郁的想法和感觉，你可以用一种更具同情心的角度来看待自己。这让你看到想法并非事实，尤其是当你最确定想法为事实的时候。

　　我们对抑郁状态的想法往往会放大自己的痛苦。我们预计，随着时间的推移，当研究和经验表明，痛苦水平下降或实际上随着时间的推移而减少时，抑郁会继续恶化。这一研究发现在几乎所有的身体和情绪痛苦状态中都保持一致。接受这一点，可以减轻痛苦。

　　让自己欣然接受而不是自我批评，可以大幅减轻痛苦。例如，接受大脑会继续产生焦虑或抑郁的想法，能够减少我们被迫关注这些想法的感觉。我们能够接受，我们的心情并不总是我们的朋友。

　　正如我们所看到的，焦虑和愤怒可以与抑郁共存或加剧抑郁。焦虑，包括对特定刺激的恐惧，集中于对未来的不幸的思考。正念，尤其对当下时刻的强调，具有天然的抗焦虑效果。

　　愤怒的棘手之处在于，它既有可能成为抑郁的强大驱动力，也有可能因抑郁而产生。当人们感到沮丧时，通常会以消极的方式看待事情，从而导致愤怒产生。

　　当你希望的事情不是原来的样子时，愤怒就应运而生，当没有证据提供支持时，你会把某种情况解释为针对你个人而发生。

对他人和自己给予同情是对愤怒的本能抵制。通过进入自我审视模式，你能够以另一种视角看待自己当下的处境。运用自我同情的视角有助于对抗抑郁中常见的羞愧感和自我批评。

关于你如何调整自己的成就和期望，保持正念观点，对你的情绪非常重要。通常，当处于抑郁状态时，你的成就感会被人为地削弱，而你的期望却不可思议地被夸大——这会导致你感到痛苦。

接纳（"抵抗"的反义词）可以帮助我们减轻痛苦，即使身体或情绪上的痛苦并未改变。接纳和自我关怀是平静的两翼，使我们处于平衡状态，并能熟练地应对各种情况。

 ## 正念认知疗法有什么作用？

正念认知疗法旨在改变我们与抑郁症的关系，而不是专注于减少抑郁症状。从这个意义上说，我们的痛苦并不一定与我们的症状水平有关。不要因为抑郁而沮丧，我们可以接受它的本来面目，并以这种方式熟练地应对。这种应对可能包括加强我们的冥想练习，但也可能包括去看治疗师或精神病医生。有时最熟练的应对可能是服用抗抑郁药，或者调整已经在服用的抗抑郁药的剂量。当抑郁症出现时，我们可以像看待天气一样看待它；它会令人沮丧，但并不一定能限制我们决定做什么。

我们不必将新的抑郁发作视为治疗失败，而只需要将它看作长期状况的另一个篇章。

想想这一点。如果你是哮喘患者，你是否会因为哮喘发作而认为自己是失败者？或者你是否会怜悯地将它看作有待恢复的短暂挫折？抑郁症是什么？难道不一样值得同情吗？

正念认知疗法能够有效防止你的抑郁症或残留症状复发。事实上，它在防止复发方面和药物治疗一样有效。研究证明，正念认知疗法有助于减轻一系列医疗问题——从头痛到癌症。最初的研究证明，正念认知疗法可有效防止抑郁症复发，它能够显著影响焦虑和抑郁水平，同时提高自我关怀能力和降低反刍思维。附录 I 对这些结果进行了讨论。

功能性磁共振成像研究表明，经过八周的练习，正念冥想可以对大脑模式产生影响。这种训练能够帮助患者恢复更正常的情绪调节模式，激活执行控制区（例如背外侧前额叶皮层）、前额区域的大脑区域，并减少杏仁核等区域的警报激活。附录 II 中对这些结果进行了详细讨论。

 ## 帮助你坚持练习的技巧

我们不建议你进行特定时间的冥想，比如，每天几分钟。相反，我们的经验表明，练习的规律性可能比课程的时间长度更重要。

记住，正念练习就是这样一种练习：它不是一套特定或完美规划的冥想课程。事实上，追求完美必定会让人失望。记住这一点很重要，因为抑郁倾向于扭曲你对自己所做的事情的看法。

也许构建自己的正念练习的最大障碍是抑郁本身。因此，当你感到悲观并对自己的进步有消极想法时，记住这些只是想法，而不是事实，这一点至关重要。你每天的练习会有所不同，关键是努力的一致性。尝试在不同的时间、地点、位置练习，并尝试不同的类型。

采用对你有效的方式，而不去关注冥想的时间长度如何。你可能会惊讶于你竟然能够在很多环境中进行短暂的冥想。例如，在公共汽车上，甚至在等待技术支持电话时，呼吸计数或者三分钟冥想可能会非常有效。

我建议你将本书中的各种技巧当作一系列课程，并选择你最喜欢的课程。利用你的选择来制订适合自己的练习模式，尽量不要被别人的言行左右。建立自己的文件夹，添加你最喜欢的冥想方式，并用它们来维持你的练习。

换言之，以某种方式分享你的冥想练习会很有帮助。

其中一个方法是找一个冥想伙伴，定期见面、一起冥想。你也可以加入所在地区的冥想中心，在网上搜索所在地区的正念冥想中心，你会发现很多可供选择的冥想中心。

如果你不住在冥想中心附近，或者你生活中有其他情况使你很难参加冥想团队，那么可以考虑使用正念应用程序。这些应用程序通常允许你选择变量，例如，冥想时间、模式（如引导或定时）和类型（如身体扫描或静坐冥想）。此外，你还可以选择冥想教师。有些应用程序还允许你加入虚拟群组，与他人或朋友一起冥想，你可以看到哪些人在与你同时进行冥想。

还有一种选择是寻找现场正念认知疗法课程班。如果你决定选择这种方案，我建议你查看一下这个班级是为了预防复发还是为了积极治疗抑郁症和焦虑症。两者的重点有所不同，你可以找到最适合自己需求的方案。

尝试新方法需要极大的努力和意愿。希望本书能帮助你开始正念练习，尝试一种与治疗抑郁症和焦虑症相关的新方法。在正念认知疗法的帮助下，你可以逐渐减轻痛苦。

下面是由津德尔·西格尔和他的同事一起开发的冥想。我一般需要三分钟，并且我通常坐在椅子上完成，但实际上它可以在任何环境中练习——乘坐公共汽车、躺在床上、在杂货店排队时或者坐在办公桌前。它不是为了从应激情境中分散你的注意力。相反，它可以帮助你专注于当下，避免反刍思维和预测灾难。

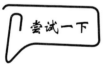

三分钟呼吸空间

- 舒服地坐在椅子上，闭上眼睛或温柔地凝视前方，集中注意力。

- 第一分钟：第一，专注于你现在的任何身体感觉，比如身体与椅子的接触点。第二，将注意力转移到任何可能出现的想法上，注意这些想法，但不要试图去争论。第三，注意任何存在的感觉，不加判断地完成这些观察。

- 第二分钟：将注意力集中在鼻孔、胸部或腹部的
  呼吸运动上。保持专注，如果思绪开始游离，则
  轻轻地将注意力带回到呼吸上。

- 第三分钟：将你的意识扩展到整个身体，也许感
  觉好像你的整个身体都在呼吸（也就是说，随着
  每一次呼吸而扩展和收缩）。

- 最后，以温柔、平和的方式收回你的注意力。

临床研究意义

　　约翰·蒂斯代尔、津德尔·西格尔和马克·威廉姆斯完成了评估正念认知疗法的原始研究。他们通过正念减压平台开发了正念认知疗法。正念认知疗法旨在预防与抑郁情绪相关的消极认知螺旋，他们发现集中注意力有助于人们远离这些消极认知螺旋。他们对完全摆脱抑郁发作的患者进行了评估，即让一半人参加正念认知疗法课程，另一半人接受常规护理治疗。正念认知疗法小组在52周内复发的次数减少大约10%。

在这项开创性研究之后，后续研究逐步完善。津德尔·西格尔及其同事进行了一项大型研究，将正念认知疗法与抗抑郁药治疗进行比较。他们发现，对于患有不稳定抑郁症的患者（严重程度评分为进入和退出缓解期），正念认知疗法与抗抑郁药治疗一样有效。

在一项更具权威性的研究中，威廉·库肯及其同事评估了用抗抑郁药治疗后得到缓解的抑郁症患者。他们将队列随机分为两组：一组继续接受抗抑郁药治疗，持续两年；另一组的患者逐渐减少抗抑郁药，并接受正念认知疗法治疗。

这是一项非常重要的研究，因为维持抗抑郁药治疗一直被认为是护理标准。他们发现，在过去两年中，两组之间的复发率并无差异，这意味着正念认知疗法在预防复发方面与维持抗抑郁药治疗一样有效。

库肯及其同事还对正念认知疗法预防抑郁复发的效果进行了荟萃分析。荟萃分析着眼于大量研究的总体结果，以便在更大样本量的基础上评估疗效。这些研究者纳入了9项随机临床试验，其中包括1258名参与者。他们发现，与对照组相比，在一年的随访期内，正念认知疗法降低了抑郁症的复发风险。治疗前抑郁严重程度越高，反应越大。

我的研究小组完成了"采用练习替代疗法从抑郁症中康复"研究。这项研究探讨了正念认知疗法对抑郁症患者的疗效，尽管这些患者接受了至少两次抗抑郁药治疗，但仍未恢复。所有参与者仍在服用抗抑郁药。我们将正念认知疗法与一种被称为健康促进计划的控制条件进行了比较，该计划包括锻炼、营养咨询和音乐治疗，并在八周内实施，与正念认知疗法相似。我们发现，正念认知疗法的参与者更有可能有反应，抑郁严重程度降低了50%以上，抑郁症状总体上显著降低。正念认知疗法的参与者的焦虑程度下降、反刍思维降低，正念和自我关怀提高。这种效果持续了研究中为期一年的随访期。

我们的小组还完成了一项用正念认知疗法治疗活动性抑郁症患者的试验性研究。这些患者完成了正念认知疗法（作为单一疗法），这意味着患者未同时服用药物或接受其他任何形式的心理治疗。

我们将这一组与接受选择性血清再吸收抑制剂抗抑郁药治疗的患者进行了比较。虽然该研究并非一项随机试验，但两组在年龄、性别和抑郁严重程度方面都匹配。正念认知疗法在减少抑郁症状方面产生了类似的改善效果，这为使用正念认知疗法作为抗抑郁药的潜在替代治疗方案来治疗抑郁症的未来研究指明了方向。

其他研究者发现，正念认知疗法在广泛的临床应用中十分有益。例如，研究者研究了正念认知疗法在治疗各种疾病方面的作用，包括失眠、疑病症、癌症、HIV疾病、头痛、慢性疼痛、注意力缺陷障碍和创伤性脑损伤。这一广泛用途的部分原因在于，正念认知疗法在元认知过程中得到使用，例如，去注意、降低反刍思维和增强自我关怀。所有这些过程都有助于患者增强情绪调节。尽管正念认知疗法最初是为预防抑郁症复发而开发的，但其特点使其成为更广泛人群的跨诊断治疗方法。

研究结果和大脑效应

了解抑郁症患者大脑中发生的变化有助于阐明病理过程。如果你患有抑郁症，重要的是要明白抑郁症与明确的大脑异常有关。换言之，存在真正的异常，通过治疗可以减轻这些异常。

尽管有各种治疗方法，但我们现在知道正念干预可以帮助逆转大脑异常。由于大脑的神经可塑性——其随时间变化和增长的能力——大脑回路甚至细胞密度都可以通过思维训练技术进行重塑。在现代大脑成像方法出现之前，人们认为成年人的大脑固定不变，但现在很明显，大脑的许多方面在整个成年期都可以改变。

过去十年中，人们对抑郁症病理生理学的理解呈爆炸式增长。通过功能性磁共振成像或正电子发射断层扫描技术对大脑进行功能成像，而不是专注于特定的神经递质活动（例如，血清素和去甲肾上腺素），这导致对大脑中与抑郁症相关的回路异常有了新理解。

这种成像被称为功能性成像，因为它显示了大脑是如何不间断运转的。很明显，抑郁症患者的回路受到严重干扰。在描述我们的研究结果之前，回顾一下抑郁症发生的一些变化会有所帮助。

我们可以认为大脑由最近形成的部分（如大脑皮层）和早期形成的区域（如边缘系统）组成。大脑皮层参与更高层次的功能（例如，决策、解决问题、判断和情绪调节），边缘系统（包括大脑的深层，如杏仁核）更多地参与处理接收的信息。边缘系统过滤皮层需要处理的显著信息，并产生警报和调整行动。重要的是要注意，较高和较低的功能都不是由特定区域单独调节的，而是通过大脑区域的网络来调节的。海伦·梅伯格及其同事开发了一种关于抑郁症患者大脑功能改变的复杂模型，我们的研究结果与梅伯格的模型一致。

在我们的初步研究中，我们利用功能性磁共振成像来研究治疗过程中发生的大脑变化，测量每秒钟的血流量，这种血流量可被视为大脑活动的指标。情绪调节系统包括背侧（上侧）执行控制系统和腹侧（下侧）情感处理系统。在抑郁症患者中，尽管研究中存在一些差异，但大脑皮层的活动通常会减少，尤其是背侧执行控制系统的左侧背外侧（左眼上方多于右眼）前额叶皮层部分。与此同时，杏仁核和该区域其他回路的激活增加，如腹侧（更深）前额叶皮层和大脑腹侧情感处理系统的其他区域。下图（由加州大学旧金山分校的神经科学家奥尔加·季莫菲耶娃创建）说明了这些关系。

这些研究结果与抑郁症患者的临床表现一致。例如，如果背外侧前额叶皮层处于非活动状态且功能不正常，

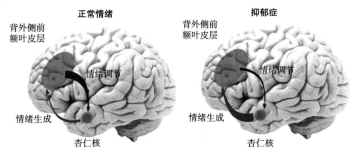

抑郁症患者大脑皮层的活动情况

患者在解决问题、做决定和回忆客观的记忆方面会有困难。当处于抑郁状态时，患者可能会发现自己无法清晰地思考，甚至无法做出简单的决定。另外，杏仁核以一种放大抑郁症消极输入的模式运作，这与抑郁症患者对灾难的预测一致。杏仁核不仅放大消极输入，而且会减少积极的刺激。这与抑郁症患者无法回忆起过去愉快的事件、活动或成功的努力有关。

在我们的"采用练习替代疗法从抑郁症中康复"研究中，我们从几个方面初步研究了参与者的大脑功能。我们在一段时间内对抑郁症参与者进行观察。经过八周的正念认知疗法后，抑郁症参与者的左侧前额叶皮层（增加）和杏仁核（减少）的激活已经正常化。这代表治疗前的结果发生逆转。我们还将我们的正念认知疗法参与者与抑郁症参与者对照组进行了比较，对照组在类似的八周课程中接受锻炼、音乐疗法和营养指导。在这一比较中，与对照组相比，正念认知疗法参与者抑郁异常的逆转程度明显更大。我们正在进行额外分析，以验证这些结果。

这些结果表明，经过八周的练习，正念认知疗法可以产生强大的大脑效应。我们的结果表明，这种干预可以逆转抑郁症的典型大脑异常。事实上，抗抑郁药可产生类似效应。总体而言，这些结果表明，对于对抗抑郁药无充分反应的患者，正念认知疗法可能是合理的替代方案，而不是进一步的附加药物试验。

这些结果表明，正念认知疗法使得功能性磁共振成像发生了一些变化。越来越多的证据表明，正念冥想可以产生强大的大脑效应。理查德·戴维森及其同事在2003年发现，在为期八周的课程中，正念减压疗法使得通过电气测试产生的左侧前额叶皮层激活发生转变。马修·理伯曼及其同事注意到，在研究参与者中，标注情绪会减少杏仁核的激活。诺尔曼·法尔布及其同事发现，正念减压训练减少了与反刍思维相关的大脑通路。哈佛大学的莎拉·拉扎发现，长期冥想者前额叶皮层区域中的皮层厚度增加，脑岛中的细胞质量增加，脑岛是大脑中与感知身体感觉相关的区域。

布里塔·霍尔泽及其同事发现，正念训练会增加大脑特定区域的灰质。这些区域包括左侧海马体，即与记忆和情绪控制相关的区域。其他几个大脑区域的灰质也有所增加。这些变化与几项正念指标的改善有关，对照组未发生这些变化。

我们在一个难以治疗的患者人群中进行了"采用练习替代疗法从抑郁症中康复"研究，尽管这些患者进行了两次或更多次抗抑郁药试验，但仍未能康复，目前正在接受抗抑郁药治疗。我们进行了第二项小规模功能性磁共振成像研究，研究对象是停止所有药物治疗并患有抑郁症的患者。结果相同：正念认知疗法与大脑功能正常化有关。

这些研究非常重要，因为它们表明大脑功能可以随着"用户激活"技术而转变。学习正念冥想可以产生强大的大脑效应，包括增加前额叶皮层等区域的激活（与增强情绪调节有关），以及下调杏仁核和类似区域的"警报系统"。

正念训练似乎对系统和大脑都有影响。例如，在一项试验性研究中，我们检测了完成八周正念认知疗法训练的患者体内的炎症指标。我们发现，患者体内被称为"C-反应蛋白"的炎症指标显著降低。同样，J.戴维·克雷斯威尔及其同事在一项更大规模的研究中发现了类似结果以及不同的炎症指标。这些结果很有趣，因为抑郁症和炎症之间存在强大但不完全确定的关系。在某些情况下，炎症的迹象优先于抑郁症，而在其他情况下，抑郁症优先于炎症。尽管需要对抑郁症和炎症的相互作用进行更多研究，但正念训练可能是探索这种关系的一种重要方式。

致 谢

　　许多人为本书做出了贡献，最重要的是加州大学旧金山分校抑郁中心正念认知疗法项目的许多参与者。我要向所有人学习，他们是资深的教师。本书中描述了一些他们的故事（对他们的身份做了改编，以保护隐私）。我还需要感谢正念认知疗法的开发者：津德尔·西格尔、约翰·蒂斯代尔和马克·威廉姆斯。所有人慷慨地分享了自己的知识和智慧。尤其是津德尔，他是一位亲密的教师、支持者和合作者。

　　本书在整个写作过程中受到了许多冥想教师的启发，

这里无法全部列举，包括约瑟夫·戈德斯坦、乔恩·卡巴·金、西尔维亚·布尔斯坦、莎朗·萨尔茨伯格、特鲁迪·古德曼、盖·阿姆斯特朗、杰克·科恩菲尔德和凯文·巴罗斯。琳达·格雷厄姆在恢复力方面的研究，以及克里斯汀·内夫和克里斯·格默在理解自我关怀作用方面的贡献都非常宝贵。史蒂芬·海斯通过他在接纳与承诺疗法方面的研究阐明了许多问题。

许多人在我们改良正念认知疗法以治疗抑郁症方面提供了帮助。其中最重要的是我的亲密合作者莫拉·麦克兰，没有她忠实的协助，我们的研究无法获得进展。我的研究团队协调员艾琳·吉隆也极大地促进了我们的研究进展，她是帮助团队团结的黏合剂。研究团队的其他成员包括克里斯塔·霍根和劳伦·埃里克森，都提出了有益的想法。莫拉和艾琳审查了各个版本，大幅增加了本书的清晰度。玛姬·沙蒂尔、克里希纳·芒什、沃尔特·斯佩、罗宾·比特纳和特蕾西·彭为正念认知疗法的早期改编提供了帮助。其他人也通过早期鼓励和批评给予了帮助，包括雷切尔·特鲁斯海姆和斯坦·普雷斯。

　　我还要感谢我的家人，包括我的妻子黛布拉，给了我许多有价值的想法，并让我有足够的时间写作。亚当、艾莉森·艾森德拉斯和法纳·诺沃索洛夫也在整个写作过程中为我提供了帮助，他们为我审查了手稿的各个版本，并给出了许多有用的评论。